Manfred Scherzer: „In meinen Worten"

Der LavaVitae Gründer im persönlichen Gespräch

Manfred Scherzer: In meinen Worten
Der LavaVitae Gründer im persönlichen Gespräch

Layout und grafische Gestaltung: Toby Karlevid

Redaktionelle Begleitung: Wolfgang Hoi

Copyright © time4change GmbH 2022

ISBN: 978-3-200-08086-7

2. Auflage September 2022

Alle Rechte vorbehalten

Hinweis: Die in diesem Buch enthaltenen Informationen werden nach bestem Wissen und Gewissen wiedergegeben. Gleichwohl übernehmen weder der Autor noch der Verlag die Haftung für Schäden irgendwelcher Art, die direkt oder indirekt aus der Anwendung oder Verwendung der Angaben in diesem Buch entstehen. Die in dieser Schrift enthaltenen Informationen sollen im Fall eines medizinischen oder mentalen Problems keinen Ersatz für Therapie und Diagnose eines Arztes, Therapeuten oder Heilpraktikers darstellen. Symptome können auf einem weiten Umfang an Gründen beruhen. Nur qualifizierte Experten können Ihren Zustand diagnostizieren. Dieses Buch erklärt, wie aktive Einlagen in vielen Situationen hilfreich sein können, aber es sollte nicht als eine medizinische Anweisung verstanden werden.

INHALT

VORWORT

Ein Buch, das mir am Herzen liegt 6

KAPITEL 1

Lass mich aus meinem Leben erzählen 9

KAPITEL 2

Wenn die Zivilisation uns krankt macht 32

KAPITEL 3

Was wir gemeinsam für dein Wohlbefinden tun können 54

KAPITEL 4

Im gemeinsamen Boot mit dem Weltmarktführer 79

KAPITEL 5

Mein Verständnis von Wandel und Veränderung 93

KAPITEL 6

Wie ich von Strömungen und Entwicklungen lerne 107

KAPITEL 7

LavaVitae, meine Welt! Deine Welt!? 121

NACHWORT

Was ich dir noch sagen wollte 138

VORWORT

Ein Buch, das mir am Herzen liegt

Lange habe ich mir überlegt, wie ich meine Gedanken ordnen kann. Skizzen, Notizzettel, Kritzeleien, lose Worte wie damals an meiner Wand in der Garage, an der ich die ersten Ideen von LavaVitae zu einer greifbaren Vision aneinanderreihte. Das scheinbar Unmögliche mit dem Fassbaren zu verbinden, war mir auf eine Weise gelungen, die ich bis dahin nicht kannte. Vorfreude und Zuversicht mitsamt einem brennenden Verlangen, die Zeichenstriche zusammenzuführen. Vieles gibt es dazu noch zu sagen, nicht alles habe ich erzählt. Von Manfred dem Heranwachsenden, dem Familienvater, dem Unternehmer, dem Menschen. Und einem Produkt, dem viele tolle Charaktere treu zur Seite stehen. Dieses Buch soll das nun ändern. Doch nicht nur Schönes prägt mich. Erlebnisse, Ängste, ein Körpergefühl, das ich so nie mehr erleben möchte stecken tief in mir. Ich war ein Getriebener, mit der Überholspur als zu Hause. Gefangen in den Mühlen des Alltags. Selbstgespräche, ein Hadern, wohin mich meine Vorhaben zu diesem Zeitpunkt gebracht hatten.

Heute bin ich ein Genießer und Macher, der Gesundheit und Wirtschaft mit Lebenslust vereint. Der weiß, wo seine Grenzen sind. Der aber auch weiß, wofür es sich zu kämpfen lohnt. Das schreibe ich aus vollster Überzeugung. Nicht nur für mich, sondern für alle die mich tatkräftig unterstützt haben und es immer noch tun. Wenn ich von etwas begeistert bin, dann ist die Leidenschaft groß, bisweilen überschwänglich. Im Inneren bin ich vielleicht immer noch ein kleiner neugieriger Junge, der seine Erlebnisse vom Tag aufgeregt erzählen möchte. Das darf es aber auch sein, solange das eigentliche Ziel nicht aus den Augen verloren wird.

Lange habe ich mir überlegt, wie ich meine Gedanken ordnen kann. Ein Satz, der nicht nur diese Zeilen begleitet. Über Jahre hege ich schon den Wunsch, meine Sicht der Dinge festzuhalten. Wie ich sie erlebt und erfahren habe. Dinge, die ich mit LavaVitae lernen durfte und immer noch darf. Als Geschichte, Erzählung, Ratgeber oder Wegweiser. Ich bin dabei weder ein hoch dekorierter Wissenschaftler noch ein angesehener Biologe. Ich bin ein Anwender wie du. Das Buch in deinen Händen ist mein persönlicher Erfahrungsschatz für dich. Es soll eine Ordnung durch meine Brille sein, mit der ich Sichtweisen beim Lesen vielleicht ein Stück weit verändern kann. Überlegungen anstoßen, um sich aus der eigenen Komfortzone zu wagen. Mutig zu sein. Mit einem Gedankenspiel: „Was wäre, wenn …?" Wenn auch nur für einen Moment, aus dem aber mehr werden könnte. Für die einen Neugierde entfachen und Perspektiven zeigen, für die anderen ein Nachschlagewerk mit Gewissheit, wertschätzender Teil davon zu sein.

Mit vielen habe ich über die Jahre gesprochen und überwältigende Rückmeldungen bekommen. Trotzdem ist es nach wie vor unbegreiflich, was hier passiert. Ein Zusammenhalt, ein für einander da sein. Dem Wohlbefinden endlich den Stellenwert zu geben, das es verdient. Achtsamkeit und Geschäftssinn müssen sich nicht ausschließen, dafür trete ich ein. Das gilt für alte Hasen, aber auch für alle, die neu in der LavaVitae Familie sind. Andere Branchen und Häuser sehen dies nicht so. Vielleicht macht dies auch den wesentlichen Unterschied aus. Das Unternehmen ist für mich eine zweite Heimat geworden, etwas Besonderes, für das ich dankbar bin. Die Dynamik sorgt bis zum heutigen Tage für Gänsehaut. Mein Inneres ist gerührt, so manche Tränen sind zu Boden gefallen. Zugleich mache ich Luftsprünge. Ununterbrochen könnte ich meine Freude durch die Alpentäler des Landes rufen. Es ist einfach schön, in seinem Tun bestätigt zu werden.

Mich beschäftigt noch vieles. Mein Buch wird für manche daher auch ein Leitfaden sein. Um Beweggründe zu verstehen, aber auch Strukturen und Möglichkeiten, die sich dadurch ergeben. Wie Ängsten und Sorgen mit Bestimmtheit begegnet werden kann und welche Rolle die Natur dabei einnimmt. Intensiv habe ich mich mit Lesestoff jeglicher Art auseinandergesetzt, viel Zeit mit spannenden Persönlichkeiten verbracht. Gelenkt von einschneidenden Erlebnissen am eigenen Körper, die mich vor Entscheidungen gestellt haben. Wieso also nicht die einzelnen Erfahrungen auf Seiten geben? Auf Seiten, die hilfreich sein können? Eine Philosophie, die mir sehr am Herzen liegt und mit dem Buch ein Gesicht bekommt. Wie du bin ich jemand, der den Verstand am richtigen Fleck hat. Mit einem Gespür und Willen, Dinge anzupacken. Vielleicht etwas Neues zu versuchen oder Bekanntes zu vertiefen. Einiges ist mir dabei noch nicht bewusst, anderes konkret in Planung. Versichern kann ich indes, dass wir uns gemeinsam mit LavaVitae auf einer spannenden Reise befinden, die unterwegs noch vielen Menschen begegnen wird. Mit mir hat alles begonnen, gemeinsam mit dir und zukünftigen Wegbegleitern wird es weiter gehen. Nutzen wir die herausfordernden Zeiten, in denen wir uns befinden. Das mag vielleicht ungewöhnlich erscheinen. Doch ich bin felsenfest davon überzeugt, dass sich gerade jetzt neue, offene und einbringliche Wege öffnen. Ergreifen wir die Chance gemeinsam. Nur wer mit Freude davon berichtet, wird sein Glück vorantragen. Hierzu stehe ich mit meinem Wort.

Dein Manfred

KAPITEL 1

Lass mich aus meinem Leben erzählen

Ich sitze an meinem Schreibtisch, es ist später Nachmittag. Als ich mir Gedanken über mein Leben mache und welche Entscheidungen mich in das Hier und Jetzt getragen haben, fügt sich plötzlich das eine in das andere. Wer konnte ahnen, dass die Umstände und Stationen von damals so viel von dem ausmachen, was LavaVitae heute in seinem innersten Kern repräsentiert? Dass Erlebnisse von einst zu einer Chance für unsere gemeinsamen Partner werden? Unbewusst habe ich Stärke und Kraft aus dem Vergangenen gezogen und damit ein kostbares Fundament für deine, meine und der Zukunft unseres privaten und wirtschaftlichen Seins gelegt. Aus dem Unbewussten wurde Bewusstes, mehr noch, es wurde Konkretes. Für heute, morgen und den Tagen danach. Das erklärt auch meine tiefe Verbundenheit zum Unternehmen, der Philosophie, den Menschen und Produkten, die tagtäglich für mehr Lebensqualität sorgen. Doch lass mich von Beginn an erzählen und eine Brücke für die kommenden Kapitel schlagen.

Wahrscheinlich war ich schon von Geburt an ein Querkopf. Bis zu diesem Tage bin ich meinen Eltern unendlich dankbar. Für die Akzeptanz und das Verständnis, mich nicht in den Blaupausen meiner Geschwister wiederzufinden. Auch wenn diese Einsicht erst nach und nach gekommen ist. Wie wenig ich mich für sie verbiegen wollte, wurde mir erst Jahre später klar. Vieles schien vorgezeichnet. Durch meine Sturheit hatte ich anderes im

Sinn. Und damit für jede Menge Kopfzerbrechen gesorgt. Für meine Eltern keine leichte Aufgabe, bei so vielen Personen in einem Haushalt. Ende der Sechzigerjahre erblickte ich als achtes Kind einer fleißigen Arbeiterfamilie das Licht der Welt. Mitten in Kärnten, für viele das schönste südlichste Bundesland in Österreich. Meine liebe Mutter war ihr Leben lang eine beseelte Hausfrau mit einem unverkennbaren Charakter zur Fürsorge. Verlässlichkeit, Pünktlichkeit und Durchhaltevermögen Tugenden meines Vaters, der körperlich sehr hart auf Baustellen arbeitete. Trotz des Eifers langte das verdiente Geld hinten und vorne nicht. Wenn ich ehrlich bin, es reichte gerade so zum Überleben. Ein neuer Pullover? Luxusgut. Ein Fahrrad? Zu teuer. Ein Telefon zu Hause oder ein Urlaub mit der Familie? Zu dieser Zeit schlicht undenkbar. Gemeinsame Reisen mit Mutter, Vater, Brüdern und Schwestern kannte ich lediglich aus den Beschreibungen anderer Kinder. Gleiches galt für die Fülle mehr an Spielzeug in deren Besitz. Es war allerdings nicht Neid oder Missgunst, welche ich bei diesen Schilderungen der Mädchen und Buben erlebte. Meine Wünsche und Gefühle waren anderer Natur. Ich wollte gemeinsam mit meiner Familie ebenfalls solche Erfahrungen machen. Einfach die Freude spüren, die die Kinder bei den Unternehmungen mit deren Familien gehabt haben. Die mit allem verbundenen Empfindungen zählten für mich. Das wollte ich mehr als alles andere. Es tat weh, diese nicht zu kennen. Wenngleich wir in ärmlichen Verhältnissen lebten, entfaltete ich mich zu einem wohlbehüteten und glücklichen Kind, das sich schnell zum Halbwüchsigen wandelte. Wohl auch dank des Zusammenhalts, der uns alle schon seit jeher ausgezeichnet hat.

Da waren wir nun. Die Frage der Blaupausen stellte sich einmal mehr. Sollte ich wirklich in die Fußstapfen meines Vaters und meiner Brüder treten? Genau das gleiche machen? Einen Pfad in die Baubranche nehmen? Ein Handwerk erlernen? Nein! Wenn etwas für mich sonnenklar erschien, dann dieser

Gedanke. Jugendliche Rebellion möchte man meinen. Im Innersten verwurzelt war es aber vielmehr ein Gespür, das in diesen Momenten die Führung übernahm. Dem ich folgen musste. Kurz gesagt: Ein Bub vom Lande der gemerkt hat, da geht noch mehr! Was genau, das wusste ich zu diesem Zeitpunkt noch nicht. Ich war auch weit davon entfernt, meine berufliche Orientierung zu finden. Seinen eigenen Weg zu gehen und trotzdem in einem Verbund zu bleiben, das sollte für mich in jedem Fall Bestand haben. Das war für mich das Wichtigste. Ist es bis heute.

Ein intensiver Lebensabschnitt sollte folgen, den mir meine Eltern mit all ihren Kräften und unendlich vielen Entbehrungen ermöglicht haben. Das trotz meiner speziellen Art, ein Querkopf zu sein. Vielleicht gerade deshalb. Deren Hingabe gestattete mir nach der Grundschule eine weiterführende Schule für Büro und Verwaltung zu besuchen. Wohlgemerkt als Einzigem der Familie. Normalerweise bestimmte ein direkter Einstieg in das Berufsleben jegliche Überlegungen. Die Aussichten auf einen zugewiesenen Ausbildungsplatz nach dem Abschluss hatten wohl den Ausschlag gegeben. Mit schlechtem Gewissen muss ich im Nachhinein gestehen, dass mir die Schule stofflich rein gar nichts gebracht hat. Buchhaltung & Co, eine reine Katastrophe für mich. Absolut nicht meine Welt. Meine Eltern haben jedoch alles dafür gegeben, das kann ich ihnen gar nicht hoch genug anrechnen. Mit der Schule eng verbunden war eine Internatszeit, die meine Eltern im Nachhinein ihrerseits als sinnfrei erachteten. Nur wenige wissen, das genaue Gegenteil war der Fall.

Diese ereignisreichen Jahre lehrten mich vieles über mein soziales Verhalten. Wie mit engen Bindungen umzugehen ist und das Zusammenleben mit anderen gehandhabt werden kann. Ohne sich dabei gegenseitig auf die Füße zu treten. Klingt im ersten Moment vielleicht kompliziert, doch erfuhr ich in dieser Zeit, wie ich Konflikte mit anderen zum Wohlgefallen für beide Seiten lösen konnte. Die wohl wertvollste Basis erlangte ich durch das Überwinden von Herausforderungen gemeinsam mit meinen Mitschülern. Herausforderungen, die wir nur als Team vollenden und meistern konnten. Das gemeinsame Erfolgserlebnis, dieses Gefühl des aufeinander verlassen Könnens war maßgeblich dafür verantwortlich, wie ich die Dinge heute sehe. Mehr noch. Strukturen von LavaVitae stützen sich mit vollster Überzeugung auf diese Eigenschaften. Einziger Wermutstropfen war damals, dass wir Schüler nicht jedes Wochenende nach Hause fahren durften. Und mein Abschluss? Berühmt war er nicht, aber immerhin positiv. Geschuldet auch dem Umstand, dass ich sehr oft auf der faulen Haut gelegen bin.

In der Tat erhielt ich am Schulende eine zugesicherte Stelle zur Berufsausbildung als Büro- und Verwaltungsassistent bei einem Steuerberater in der Landeshauptstadt Klagenfurt. Was für meine Eltern wichtig war und sich im ersten Moment auch gut anhörte, bedeutete für mich eine Abneigung aus meinem tiefsten Inneren. Heute würde ich sogar so weit gehen und von einer regelrechten Abscheu sprechen. Verwaltung oder das Hantieren mit Buchungssätzen bereitete mir ein Unbehagen, das ich kaum beschreiben kann. Und dann noch dieses unsägliche Aufstehen um halb sechs morgens, das mit einem anschließenden Pendeln von beinahe zwei Stunden verbunden war. Gepaart mit der gleichen langen Rückreise spät abends. Es stieg ein Unwillen in mir auf, der mich innerlich aufzufressen begann. Das bittere Ende folgte nach etwa einem Jahr. Ich beendete die Berufsausbildung eigenständig. Die Folge: Kündigung aufgrund nicht Erscheinens am Arbeitsplatz. Ich war einfach nicht mehr hingegangen. Kein Abschluss und einmal mehr der mahnende Zeigefinger meiner Eltern, welche vergebene Mühe das kostenintensive Internat doch war.

Ich setze für einen Augenblick meinen Stift ab. Die Zeilen bewegen mich, ziehen mich selbst intensiv in meine Erinnerungen. Du kannst dir bestimmt vorstellen, wie groß die Bestürzung und Empörung meiner Familie war. Weltuntergangsstimmung, Seufzen. Vielleicht auch ein klein wenig Enttäuschung, der erst später Akzeptanz und Verständnis folgte. Ob das für die Menschen da draußen nachvollziehbar ist? Warum ich diese Ausbildung sprichwörtlich in den Wind geschlagen habe? Es steckte etwas in mir, das sich sträubte. Eine innere Blockade, die für mich jedoch nichts Negatives war. Vielmehr ebnete sie den Wunsch, über den Tellerrand zu sehen. Sie versuchte einen Weg zu sperren, der schlicht nicht positiv für mein Wohlbefinden war. Und: Nicht jeder ist geeignet, in einem Von-bis-Alltagsrad zu sitzen. Lebhaft sind die Bilder der folgenden Monate, deren Schwere in manchen Augenblicken noch sehr präsent ist. Die Arbeitslosigkeit bestimmte meinen Alltag. Einmal mehr zehrte wenig bis gar kein Geld zu haben an meinem Inneren. Ein Resultat deiner Wahl, höre ich dich jetzt vielleicht sagen.

Gut, das stimmt in einer gewissen Weise. Auf der einen Seite ließ ich mich regelrecht treiben, auf der anderen Seite der Wille nach dem Unbekannten. Ein Zwist. Diese Phase mündete in einem Job als Fabrikarbeiter, der mich beinahe zwei Jahre begleitete. Ein eingeschlagener Weg, den mir meine Gesundheit lange nicht verzeihen sollte. Das wusste ich zu diesem Zeitpunkt jedoch noch nicht. 18 Jahre alt und eine Beschäftigung als Hilfsarbeiter in einer Leinenfabrik. Ein Umstand, der nicht unbedingt für ein Leuchten in den Augen sorgte.

Mein Verdienst: damals 7000 Schilling, heute umgerechnet etwas mehr als 500 Euro. Das Gelbe vom Ei sieht anders aus. Zudem war ich jeden einzelnen Arbeitstag hochgiftigen Chemikalien ausgesetzt. Müsste ich erneut so eine Tätigkeit in genau dieser Art und Weise verrichten, das Schrillen der Alarmglocken wäre vermutlich nicht zu ertragen. Ich bezeichne diesen Abschnitt meines Lebens alles andere als förderlich für mein Befinden. Er war ein regelrechter Vernichter meiner Gesundheit. Die Wahl meiner Worte mag drastisch sein, doch ich stehe dazu. So richtig bewusst war es mir damals leider nicht. Ganz hingegen zu den Unternehmern der Fabrik, die sich sehr genau darüber im Klaren waren. Ihr Lösungsansatz: Täglich ein Liter Milch während der Arbeitszeit trinken! Sollte die Milch also den Körper entgiften? Eine Antwort blieben die werten Herren schuldig. Mein Körper wurde zunehmend geschwächt, geplagt, bis zum äußersten drangsaliert. Mir schaudert es noch heute ob der unerträglichen Schmerzen, die ich viel zu lange über mich ergehen ließ. Der Gedanke überhaupt einen Job zu haben verdrängte vermutlich das Wesentliche.

Nach der Kündigung mit Anfang 20 hatte mich die Arbeitslosigkeit und Armut erneut eingeholt. Das Alter erschwerte die Suche nach einer erneuten Beschäftigung, der fehlende Berufsabschluss tat sein Übriges. Ein erfolgloses Bewerbungsgespräch reihte sich nach dem anderen. Zugegeben, auch meine Motivation an diesen Jobs war an einem absoluten Tiefpunkt angelangt. Irgendwie befand ich mich in einem Strudel aus Lustlosigkeit, Resignation und dem ursprünglichen Gefühl, dass es da draußen mehr geben müsste. Ein ständiges Hin und Her Gezerre, mit dem ich den einen oder anderen Konflikt auszutragen wusste. Noch ahnte ich nicht, dass sich mein Leben von Grund auf ändern sollte. Das mich dieses Gezerre mitsamt der Lustlosigkeit zu einer wichtigen Station meiner Laufbahn führen würde, die meine Ambitionen mit einem beinahe unbändigen Willen nährte.

Es war ein Freitag Ende Januar. Ich fühlte mich pudelwohl in meiner gewohnten Runde, deren Fleiß nicht gerade das Idealbild eines Lieblings aller Schwiegermütter ausmachte. Manch einer mochte uns sogar als Taugenichtse bezeichnen, die zu nichts zu gebrauchen waren. Wie immer unterhielten wir uns über Gott und die Welt und beschwerten uns über alles und jeden, als ich in einer Nebenbemerkung eines Freundes einen fast schon unverschämten Satz vernahm: „Wenn du Geld brauchst, dann gehe zu einer Versicherung, die nehmen jeden und dort bekommt man auch über ein Jahr ein gutes Fixum!" Konnte das wirklich sein? War das nicht nur bangloses Geschwafel? Noch während diese Fragen durch meinen Kopf gingen, dachte ich mir bereits im Stillen: Wenn das stimmt, klingt das sehr vielversprechend! Was hatte ich also zu verlieren? Für einige Monate Bares verdienen und danach weiterziehen, warum nicht? Ich lies es auf einen Versuch ankommen. Ich bewarb mich bei einer Versicherung als Außendienstmitarbeiter. Meine Erwartungen waren nicht hochgesteckt. Ehrlich gesagt rechnete ich mit einer der bereits gewohnten Absagen. Zu meiner Überraschung wurde ich in kürzester Zeit zu einem Vorstellungsgespräch eingeladen. Diesem folgten weitere Treffen und eine feste Anstellung im Frühjahr 1990. Konnte ich tatsächlich einen unerwarteten Durchbruch erzielen? War ich auf etwas gestoßen, das ich so nicht bedacht hatte?

Erst während der Grundschulung verknüpften sich meine bisherigen Erfahrungen mit dem neu erlangten Wissen. Die Schulbildung und vor allem das Internat schien doch keine vergebene Lebensmühe zu sein, so wie es meine Eltern zunächst dachten. Vielleicht offenbarte sich hier auch eine Chance ihnen zu zeigen, dass ich trotz alledem Wertvolles aus der Zeit mitgenommen hatte. In der Folge besuchte ich gemeinsam mit meinem Vorgesetzten bestehende Kunden des Unternehmens. Den Stolz spüre ich noch heute, als ich erfolgreich meine ersten Verträge abschloss. Begleitet von einer Freude an der Praxis, die ich nie für möglich gehalten hätte. Ob ich das im Vorfeld von mir erwarten konnte, fragst du? Mein damaliger Gedanke wäre ein klares Nein gewesen.

Durch meinen jetzigen Blick in die Vergangenheit fällt die Antwort ein wenig anders aus. Ich würde sogar kühn behaupten, dass es genau anders herum richtiger ist. Das tief in mir verankerte Gefühl lenkte mich zu etwas, dessen Grundzüge ich wohl bis zu diesem Tage meiner Internatszeit zu verdanken habe. Ich meine damit den Umgang mit meinen Mitmenschen. Eng damit verbunden das Zuhören, was ihnen wichtig ist, ihnen auf dem Herzen liegt. Vielleicht ist es schon immer in mir gesteckt und war schlicht noch nicht zugänglich. Augenscheinlich lagen mir die Gespräche mit den Leuten einfach im Blut. Was sprach also dagegen, dieses mit dem Verkaufen zu kombinieren? Die Erfolgskurve musste sich doch irgendwann zeigen, da war ich mir sicher. Zumindest ein kleinwenig. Bis zu dem Tage, an dem ich meine dritte Lohnabrechnung auf dem Tisch bekam. „36.500 Schilling Monatsverdienst", stand fein säuberlich auf dem Abrechnungspapier geschrieben. Moment! Konnte ich mich so irren? Mein Verstand musste mir doch einen Streich spielen. Nach einem erneuten Lesen der Zeilen kam ich zum Ergebnis, das Fixum und Provisionen tatsächlich einen heutigen Wert von etwa 2.650 Euro ergaben. Ich konnte meinen Augen nicht trauen. Meine insgeheimen Erwartungen wurden nicht nur erfüllt, sie wurden derartig übertroffen, dass die eigene Wahrnehmung buchstäblich eine Umrundung erfahren hatte. Ein unglaublich gutes Gefühl. Nach all den tief greifenden Erlebnissen stand nun fest: Diese Branche wird meine neue berufliche Heimat werden! Endlich hatte mich eine Orientierung erreicht, nach der ich mich so lange sehnte.

Mir ist sprichwörtlich der Knopf aufgegangen. Es wurde mir eine Wandlung zu teil, die mich aus dem Status eines lustlosen, nicht selten in den Tag hineinlebenden Faulenzers, in Richtung eines motivierten Machers geführt hat, der wusste, was zu tun ist. Zugegeben, nicht immer hatte ich das Händchen für gute Jobs. Wie du bereits weißt, hatte ich bis zu diesem Zeitpunkt genau genommen so gar kein Glück, was die freiwillige und unfreiwillige Auswahl betraf. Auch wenn ich mich wiederhole, mein inneres Gespür lenkte scheinbar etwas mehr, als mir bewusst war. Anders kann ich es nicht beschreiben. Im Nachhinein habe ich das Gefühl, es war meiner momentanen Wahrnehmung immer einen Schritt voraus. Wie ich es hervorlocken konnte, das war mir schlicht und einfach noch nicht klar. Ich brauchte eine Initialzündung. Ein Part, den die Versicherungstätigkeit zu meinem Wohlgefallen glänzend übernahm.

Das Ergebnis: Bereits am Ende meines zweiten Arbeitsjahres war ich unter den Top 3 aller Außendienstmitarbeiter des gesamten Bundeslandes. Anfangs musste ich mich kneifen, so unwirklich gestaltete sich dieser Umstand. Zeitgleich übermannten mich Gefühlsregungen, die ich mein Leben lang nicht vergessen werde. Gutes Einkommen inklusive. Gepaart mit einem Freiraum, den ich bis dahin nicht kannte. Weit entfernt von dem Von-bis-Korsett, in das so vieles hineingezwängt wird. Das beliebige Einteilen meiner Arbeit war für mich das berühmte Tüpfelchen auf dem „i". Die Vorgesetzten waren ausschließlich an der Statistik interessiert, nicht aber an dem Weg, wie diese zustande gekommen ist. Diesen konnte ich frei wählen.

Ich zelebrierte diesen Erfolg, ließ mich von ihm verwöhnen. Wieso auch nicht? Viel hatte ich durchgestanden. Trotzdem war da noch dieser eine Gedanke. Etwas fehlte noch. Etwas, das ich als Gipfel der Freiheit sah und immer mehr an Bedeutung erlangte. Ein weiterer Schritt, der jedoch Mut erforderte. Diesen zu setzen, dazu war ich bereit. Da war ich mir sicher. Was genau ich meine? Den Schritt über den ich spreche ist der Weg in die Selbstständigkeit. Mein eigener Herr zu sein, das war mein Traum. Den höheren Provisionen war ich ebenfalls nicht abgeneigt. 24 Jahre jung und die Erfüllung meiner Unabhängigkeit wartete gleich hinter der Ziellinie. Diese zu erreichen, zählte zu diesem Zeitpunkt alles für mich. Eines hatte ich jedoch vollkommen vergessen. Ich dachte nicht über die Konsequenzen nach. Keine einzige Minute. Zu wenig Erfahrung? Naiver Leichtsinn? Was genau zu diesem Malheur geführt hatte, das kann ich selbst nicht mehr genau nachvollziehen. Vielleicht war es auch die Idealvorstellung eines Zustands, ohne richtig darüber informiert zu sein.

Als beinahe schon logische Folge stellte sich nach wenigen Wochen eine Ernüchterung ein, die aus dem träumerischen Bild einen wahren Albtraum machte. Schlagartig hatte ich Aufgaben auf mehreren Ebenen zu bewältigen, denen ich nicht gewachsen war. Meine beiden Arme reichten nicht aus, der Kopf gab sich einer Überforderung nach der nächsten hin. Was war passiert? Ich hatte doch meine Branche verstanden? Als Angestellter bei der Versicherung musste ich mich in erster Linie um den Abschluss von Verträgen kümmern. Das Beiwerk erledigten wunderbare Menschen im Hintergrund, in anderen Abteilungen, mit anderen Professionen. Für den einen oder anderen vielleicht auch unbemerkt. Zumeist nur sichtbar, wenn aktiv danach Ausschau gehalten wird. Rund um mich herum wurde so vieles gemeistert. Plötzlich war ich in der Position, all deren Tätigkeiten in einer Person vereinen zu müssen. Ich war Vertreter, Kundensupporter und Schadensreferent. Arbeitete als Reinigungskraft, Assistenz und war gefordert, mich erneut um die Buchhaltung zu kümmern. Wenn du dich erinnerst, dann weißt du, wie ich zum Thema Buchhaltung stehe. Mehr schlecht als recht und mit viel inneren Ungemach, so kann ich es zusammenfassen.

Doch plötzlich hatte ich es verstanden! „Um als Unternehmer erfolgreich zu sein, musst du in erster Linie auch Unternehmer sein und nicht ein Verkäufer." Ein Satz, der mich nach etlichen Wochen voller Missgeschicke mit voller Wucht in die Erkenntnis katapultierte, viel zu wenig über die Materie gelernt zu haben. Woher er ursprünglich stammte, kann ich nicht mehr ganz genau sagen. Die Wirkung war jedoch umso größer. Das Resultat? Intensiv begann ich mich damit zu beschäftigen, welche Kompetenzen das Unternehmertum auszeichnen. Mein

Vorhaben wollte ich nach wie vor mit aller Hingabe ausfüllen. Wenn dafür ein Wissenserwerb notwendig war, stand für mich fest, alles dafür zu tun. Ich vergrub mich in die Bibliotheken der Städte, wühlte mich durch Bücherregale, stöberte im Handel. Führte viele Gespräche, las mich in erfolgreiche Fallbeispiele ein. Wo es nur ging, verschaffte ich mir Einblick in das Tun etablierter Größen. Diese fehlenden Puzzlestücke sollten Früchte tragen.

Das erlangte Know-how umgarnte mein Wissen und so baute ich mir in den darauffolgenden 20 Jahren ein sehr erfolgreiches Dienstleistungsunternehmen im Finanzsektor auf. Hier waren sie nun, die Früchte meiner Arbeit und mit ihnen eng verbunden 14 Mitarbeiter. Nach all dem Verzicht und den andauernden glücklosen Versuchen eine Wohltat. Ich hatte meinen Weg gefunden, alles scheinbar auf Spur gebracht. Scheinbar. Es gab nämlich noch etwas Weiteres, dem ich viel zu wenig Beachtung beigemessen hatte. Meiner eigenen Arbeitsleistung! Ich schreibe hier aber nicht über mangelndes Engagement, fehlenden Ehrgeiz oder etwa einer erneuten Lustlosigkeit. Nein. Ganz im Gegenteil! Ab dem Zeitpunkt, an dem ich das Richtige für mich gefunden hatte, vollzog ich ein Arbeitsleben auf der Überholspur. Rasant unterwegs, immer am Ball. Und genau das war das Problem. Zwischen 10 und 14 Stunden im Büro, keine Seltenheit in meiner Welt. Wenn ich zurückdenke, eher sogar das tägliche Pensum. Wochenenden stellten ebenfalls kein Tabu für mich dar. Nicht immer lag die Freizeit am Horizont meiner Erwartungen. Wer brauchte schon Erholung? Zu viel war an jedem Tag zu erledigen.

Vermutlich würde ich noch heute diesem irrsinnigen Mindset verfallen sein, wenn nicht mein Körper etwas dagegen gehabt hätte. Mit Anfang 40 stellten sich Magenschmerzen ein. Zunächst nur ab und an, folgend wiederkehrend und mit spürbar mehr Intensität. So etwas kann ein deutliches Warnsignal sein, das wirst du bestimmt bestätigen können. Ein wenig kam hier aber der Querkopf durch. Eine große Bedeutung schrieb ich dieser ersten Warnung nämlich nicht zu. Was macht jemand oder etwas, um sich mehr Gehör zu verschaffen? Richtig! Die Signale werden lauter und mehren sich. Zum Magen gesellten sich schlaflose Nächte und ein stetig sinkendes Energielevel. Auf einmal konnte ich mein gewohntes Arbeitspensum nicht mehr erfüllen. Das war nicht nur eine völlig neue Erfahrung für mich, möchte das durchaus heute auch als Schock bezeichnen. Regelrecht aus einem gewohnten Zustand gerissen zu werden, fern ab von allem was Usus für mich war.

Dem nicht genug, kam eine spürbar höhere Infektanfälligkeit hinzu. Eine Quintessenz meines Verhaltens über die Jahre. Selbst wenn jemand das Wort Grippe nur äußerte, lag ich eine Woche später tatsächlich mit einem grippalen Infekt im Bett. Es war verrückt. Mein Körper und ich spielten nicht mehr auf einer Linie. Ich stand vor der Wahl, so weiter zu machen und mir damit einen Schaden zuzufügen, der nicht mehr wieder gut zu machen ist. Oder mich genauestens mit dem Körper auseinanderzusetzen, damit das nicht mehr passiert. Zum ersten Mal in meinem Leben. Ich schmökerte in Fachmagazinen, konsultierte Ärzte. Wieder sahen mich die Bibliotheken durch die Gänge streifen. Ich setzte mich sehr tief und grundlegend mit den Thematiken der Gesundheit auseinander. Zeitweise präsentierte sich die Suche nach den möglichen Ursachen meiner gesundheitlichen Probleme als eine der beschwerlichsten Angelegenheiten, mit denen ich je zu tun gehabt habe. Je mehr ich mich in der Literatur vergrub, desto mehr stieg in mir auch die Vermutung, dass mein Arbeitsverhalten nur ein Faktor unter mehreren für die zehrenden Zustände war.

Dieses Verständnis für den Körper als Ganzes zu bekommen, hatte viel Zeit in Anspruch genommen. Rasch machte ich den Darm als einen wesentlichen Knotenpunkt aus. Aus weiteren

Gesprächen, Büchern und gut dokumentierten Aufzeichnungen drängten sich auch die Schadstoffe aus der Umwelt in mein Sichtfeld. Vielen giftigen Chemikalien war ich mir nicht bewusst, obgleich sie für die meisten Erkrankungen unserer Zivilisation verantwortlich waren und noch immer sind. Erinnerst du dich noch an meine Zeit in der Leinenfabrik? Während der Recherchen trafen mich die Erkenntnisse ungebremst und mit voller Wucht. Mein Körper war zu dieser Zeit täglich unzähligen und hochgiftigen Chemikalien ausgesetzt. Über die Jahre begann diese schädliche Überflutung unbehandelt zu wirken und negative Faktoren wie Überarbeitung, Stress und Schlafmangel zu beschleunigen. Mich als Person zu beeinträchtigen. Was getan werden musste? Nach dem Mund gesprochen: Das Zeug musste raus! Ich hatte mein inneres Gespür sensibilisiert, mit neuem Wissen gefüttert, ebenso mein Bewusstsein. Die Giftstoffe aus dem Körper zu leiten, war mein erklärtes Ziel.

Lösungsvorschläge begegneten mir viele. So richtig zufriedenstellend war nichts davon. Bis schließlich ein Stück Natur meine vollkommene Aufmerksamkeit erlangte und den eigenen Horizont auf unerwartete Weise beflügelte. Anders kann ich es nicht ausdrücken. Du ahnst bestimmt schon, worauf ich hinaus möchte. Der Lavastein Zeolith war in mein Leben getreten und mit ihm der erste Funke, der LavaVitae im Hinterkopf vorbereiten sollte. Zunächst unbewusst. Je intensiver ich mich mit dem natürlichen Gut beschäftigte, desto mehr äußerte sich das Verlangen, diesem auf die Spur zu kommen. Sollte dieser Stein tatsächlich mit Abstand das effektivste Entgiftungsmittel weltweit sein? In der Europäischen Union war Zeolith zu diesem Zeitpunkt als reines Medizinprodukt für den menschlichen Verzehr zugelassen. Das hat sich nicht geändert. Wieso es also nicht wagen, und dem Produkt eine Chance geben? Es probieren?

Ich hegte natürlich die Hoffnung, dass es mir und meinem

Körper dabei hilft, krank machenden Ballast loszuwerden. Giftstoffe abzuleiten. Meine Bestellung sollte damals aber nicht bei irgendwem passieren. Das war mir sehr wichtig. Schon alleine, um kein Risiko einzugehen. Überzeugt hatte mich die Qualität des Weltmarktführers. Und weißt du was? Zu meinem Erstaunen stellte ich fest, dass sich der Standort des Unternehmens in der Nähe meines Wohnortes befand. War es Zufall? Vorbestimmt? Einmal mehr mein inneres Gespür, das die Recherche auf richtige Wege geleitet hatte? Ich muss noch heute ein wenig darüber schmunzeln. Es ist für mich nach wie vor kaum zu begreifen, dass ich diesen Umstand all die Jahre nicht bemerkt hatte. Ein solches Unternehmen, in meiner Nähe? Zum Haare raufen, vieles wäre mir vermutlich gesundheitlich erspart geblieben.

Doch der Reihe nach. Gemäß den Angaben des Herstellers nahm ich das Zeolith zwei Mal täglich ein. Ich war überrascht. Bereits nach zwei Wochen spürte ich deutliche Veränderungen. Die Energie schien wieder in meinem Körper zurückzukehren. Der Schlaf verbesserte sich. Es war wieder möglich, etwas mit Schwung zu unternehmen. Mit mir geschah jedoch noch so viel mehr. Auf einmal war die pure Lebensfreude wieder vorhanden. Worüber ich mich riesig freute, auch die Magenbeschwerden zeigten Linderungen auf. Du kannst dir vorstellen, meine Begeisterung war enorm! „Wenn das Herz übergeht, kann der Mund nicht stillhalten!" Mit dem Sprichwort im Gepäck, erzählte ich fortan allen meinen Bekannten von den gemachten positiven Erfahrungen. Schnell stellte sich jedoch eine Ernüchterung ein.

Wieso das, fragst du? War es etwa mangelnder Enthusiasmus? Wenig Freude hinter meinen Ausführungen? Keineswegs! Vielmehr stellte ich fest: Niemand kannte dieses Naturmineral. Das sorgte für ein Kopfschütteln. Konnte das wirklich sein? Das musste sich ändern, davon war ich überzeugt. Trotz Unbekanntheit war es keine verschenkte Zeit, darüber zu sprechen. Vielmehr ist Erfreuliches passiert. Auf meiner Empfehlung und Begeisterung hin testete sowohl mein Bekanntenkreis, als auch meine engsten Freunde das Zeolith. Ihnen ging es danach wie mir. Sie konnten sich nicht mehr vorstellen, ohne dem Naturmineral zu leben. Trotz des Studiums etlicher Fachzeitschriften tat sich in meinem Wissensstand eine große Lücke auf. Über die genaue Wirkungsweise von Zeolith war mir nicht viel bekannt. Unter uns gesagt, ich hatte absolut keinen Schimmer, wie das Stück Natur uns so zu helfen vermochte. Heute sage ich: Die Wirkungsweise ist erheblich, daran gibt es keine Zweifel. Was aber im Detail geschieht, darüber wollte ich schon damals mehr wissen. Ein wunderbares Geschenk schloss die Lücke.

„Der Stein des Lebens", das Buch der bekannten Villacher Ärztin Dr. Ilse Triebnig und dem Medizinjournalisten Ingomar W. Schwelz. Kaum etwas in meinem Leben fesselte mich so sehr wie die Zeilen dieser beiden Autoren. Ich bin mir nicht mehr sicher, ob ich überhaupt eine Pause beim Lesen eingelegt hatte. In einem Stück fertig gelesen trifft es wohl eher. Mich faszinierte die Verständlichkeit der Worte, die Annäherung an schwierige Sachverhalte, aber auch die klare Beantwortung von Fragen.

Was macht uns Menschen krank? Was bewirkt genau Zeolith und was bedeutet diese Wirkung für den Menschen? Ich als Laie konnte den Beschreibungen und Ausführungen problemlos folgen. Eine solche Verständlichkeit möchte ich auch mit meinem Buch weitergeben. Nicht zu schwierig zu werden, trotzdem in die Tiefe gehen wo es notwendig wird. Wie es mit meinen Gefühlen nach dem Lesen aussah? Ich muss zugeben, zunächst war ich irritiert. Hatte ich etwa eine einzigartige Lösung für gesundheitliche Probleme von Milliarden Menschen in der Hand?

Ein Gedanke, der im wahrsten Sinne Purzelbäume in meinem

Verstand vollzog. Niemand wusste davon. Warum wusste niemand davon? Ähnlich wie schon bei meinen Bekannten und Freunden kreiste diese Fragestellung um mich herum. Nächtelang konnte ich nicht schlafen, wieder war die Gesundheit dafür verantwortlich. Doch dieses Mal ganz im positiven Sinne. In die Welt hinaus tragen wollte ich sie, zu den Menschen. Ihnen allen von dem einzigartigen Vulkanmineral berichten. Wie konnte ich ihnen das zeigen? Wie das Wissen um den Schatz der Natur vermitteln?

Ich begann nachzudenken, regelrecht zu brüten. Es musste doch einen Weg geben. Als ich an einem schönen Sonntagmorgen unter meinem Lieblingsbaum am Ossiachersee in Kärnten saß und meine Augen entlang des Wassers wanderten, fiel es mir plötzlich ein. Wie hatte ich persönlich es gemacht? Wie meinen Liebsten davon erzählt? Wenn du dich an das Sprichwort erinnerst, das mich bei meiner Kunde begleitet hat: „Wenn das Herz übergeht, kann der Mund nicht stillhalten!" Dieses sollte auch hier die Feder führen. Begeisterte Kunden teilen Ihre Erfahrungen aus dem Herzen heraus. Mit Ihren Familien, Freunden und Bekannten. Mit Menschen, die sie schätzen. Das musste die Lösung sein. Aufgeregtheit mischte sich mit Zufriedenheit, Motivation mit Zuversicht. Etwas Großes stand bevor, da war ich mir sicher. Manche Leute mögen es Eingebung nennen, andere als innere Stimme. Ich bezeichne es als mein Gespür, das mir als Wegweiser durchwegs gute Dienste erwiesen hat. Wenn du meiner Geschichte bis hierher gefolgt bist, weißt du das bereits. Auch wenn ich nicht immer auf Anhieb bewusst darauf reagiert hatte. Jetzt musste ich die Gelegenheit beim Schopfe packen. Mein ganzes berufliches Leben verändern. Ein Zeitpunkt, der richtiger nicht sein konnte.

Mit den erworbenen Kenntnissen des Vertriebs im Versicherung- und Finanzwesen war ich fest entschlossen, ein dynamisches Konsumentennetzwerk aufzubauen. Nicht nur in Kärnten.

Nein. Auch nicht auf Österreich beschränken. Ich dachte größer. Europaweit! Das war mein Plan. Mit all meinen Kräften dafür zu sorgen, dass die Menschen von den erstaunlichen Wirkungen des außergewöhnlichen Naturminerals erfahren. Kombiniert mit einem großen Zusatznutzen: Das Zeolith sollte bequem und unkompliziert von zu Hause aus bestellbar sein! Ich machte mich bereit für einen Hürdenlauf. Ein Berg voller Herausforderungen wartete darauf, erklommen zu werden.

Ich wusste jedoch, dass es ohne die Unterstützung meiner Familie nicht klappen würde. Noch heute bin ich von Herzen dankbar, dass sie an meiner Seite gestanden sind. Von Anfang an, als diese, meine Idee Form annahm. Dies ist bei bestem Willen nicht vorauszusetzen. Auch nicht in den Momenten, in denen ich zu vieles, zu schnell und am besten auf einmal wollte. Denn ich hatte ein Problem. Mal wieder. Ich hatte kein eigenes Produkt und auch kein Wissen darüber! Mir war klar, wie ich etwas verkaufen konnte. Schließlich agierte ich etliche Jahre meiner beruflichen Laufbahn als Dienstleister. Doch ich hatte in meinem ganzen Leben noch nie ein einziges Produkt versendet. Der Begriff Versand, ein Fremdwort für mich. Das wusste doch die andere Abteilung mit Bravour zu erledigen. Jetzt sollte ich das Prozedere selbst in die Hand nehmen. Darüber hinaus hatte ich absolut keine Ahnung, wie ein derartiges Konsumentennetzwerk aufgebaut wird, obwohl dies der einzig schlüssige Weg für mich war. Und wie um Himmels willen sollte jemand für eine Weiterempfehlung fair vergütet werden? Unklarheiten an jeder Ecke. Ohne einer solchen, kein Kauf von Produkten. Daran gab es aber keinen Zweifel.

Eines war allerdings von Beginn an klar. Ich wollte nicht irgendein Zeolith verwenden. Kompromisse kamen für mich an diesem Punkt einfach nicht in Frage. Da gab es keine Diskussionen. Höchste und immer gleichbleibende Qualität war ein Muss! Endlich war mir auch das Glück wieder hold.

Denn diese durfte ich ja bereits kennenlernen. Jetzt war Mut gefragt. Und zwar ein ganz großes Stück davon. Warum? Du erinnerst dich an das Unternehmen in meiner Nähe? Dem Weltmarktführer? Ich startete den Versuch, einen Termin mit dem Inhaber des Unternehmens zu bekommen. Das musste einfach klappen. Schließlich hatte ich von dort auch mein eigenes Produkt bestellt. So bildlich ich mir das Treffen ausmalte, so rasch holte mich die Realität ein. Der Inhaber war nicht für mich zu sprechen. Punkt. Keine Chance, dass ich zu ihm durchgestellt wurde. Das Sekretariat bildete einen Buffer. Aufgeben? Das lag in Anbetracht der Situation nicht in meinem Naturell. Auch wenn ich mich in manchen Jahren nach Rückschlägen treiben lies, das gehörte nicht mehr zu meinem Stil. So blieb ich hartnäckig. Weißt du was?

Tatsächlich zahlte sich mein Durchhaltevermögen aus. Ein fixierter Termin. Endlich! Nach zig verstrichenen Wochen durfte ich den Inhaber und Gründer treffen. Endlich ein persönlicher Gesprächstermin mit diesem grandiosen Erfinder, Forscher und Visionär. Rund 20 Minuten, die alles für mich bedeuteten. Als der Tag gekommen war, stand ich in seinem Büro und berichtete sogleich aufgeregt von meiner Erfahrung mit Zeolith. Zugegeben, ein wenig nervös war ich schon. Die Begeisterung sprudelte aber nur so aus mir heraus. Ich schilderte meinen ambitionierten Plan, ein Konsumentennetzwerk aufbauen zu wollen, um das außergewöhnliche Vulkanmineral zu vermarkten. Was für ein Moment! Dem nicht genug, überrumpelte ich gleich mit meinem Anliegen, ob sein Unternehmen nicht das Produkt für mich produzieren könnte. Die Stille danach ist mir noch in guter Erinnerung. Er nickte ein wenig und stelle mir eine Frage, die zwar nicht ganz unerwartet kam, mich trotzdem aus allen Wolken fallen lies: „Welche Erfahrungen haben Sie auf diesem Gebiet?"

Normalerweise bin ich jemand, der nicht auf den Mund gefallen ist. In diesem Augenblick war es gleichsam der Frosch im Hals und der Frosch, der ins Wasser hüpft. Wenn du verstehst. Mit gedrückter Stimme gestand ich: „Gar keine …?" Mittlerweile war auch schon die letzte Minute des Treffens angebrochen. Der Inhaber und Gründer schwieg erneut für einen kurzen Moment und bedankte sich sehr höflich für meine Begeisterung mitsamt den zahlreichen Worten. Gefolgt von einem leichten Schütteln des Kopfes: „Leider muss ich Ihren Vorschlag ablehnen!" Es lief mir kalt über den Rücken. Meine Gefühle mischten sich unsanft in mein Wunschdenken. Was hatte ich erwartet? Dass der Inhaber eines weltweit anerkannten Unternehmens mich mit einem Lächeln empfängt? Jemanden, den er zuvor noch nie gesehen hatte? Zudem noch unerfahren auf dem Gebiet? Ein herber Rückschlag, der sich wie eine Niederlage anfühlte. Wenn ich mich damit abgefunden hätte, würdest du diese Zeilen heute nicht lesen. Das sollte nicht mein letztes Treffen mit dem Top-Unternehmer gewesen sein. Übrigens, so viel sei an dieser Stelle verraten, wirst du in einem eigenen Kapitel mehr darüber erfahren, warum unsere beiden Unternehmen nun in größter gegenseitiger Wertschätzung zusammenarbeiten.

Nach wie vor loderte in mir die Flamme, den Menschen da draußen von dem Lavastein zu erzählen. Mehr denn je. Die Vision wuchs sogar von Tag zu Tag. Irgendwie hatte mich das Treffen und auch die zunächst erfahrene Ablehnung gestärkt. Mein inneres Gespür gestärkt, mich in großen Schritten zu einem meiner intensivsten Wagnisse des Lebens gebracht. Ich hatte mich entschieden, mein Finanzunternehmen zu verkaufen. Eine Handlung mitsamt innerem Verlangen, das mit Zuversicht sagte: „Tu es!" Ich entschloss mich, fortan diesem Ruf zu folgen. Zu hundert Prozent! Mit keinem angehängten „aber …". Den Menschen von Zeolith zu erzählen, war für mich eine regelrechte Pflicht. Begleitet von einer wunderbaren Gewissheit, angekommen zu sein. Die Beschreibung einer Berufung war wohl noch nie besser aufgehoben. Rasch war es mir gelungen, meinen bisherigen Betrieb zu verkaufen. Überraschend kam das nicht, schließlich hatte ich es 20 Jahre lang sehr gewissenhaft aufgebaut. Wehmut war dabei, so viel kann ich heute sagen.

Eines musst du dazu noch wissen: Die Menschen in meinem damaligen Betrieb waren mir keineswegs gleichgültig. Ganz im Gegenteil. Mir war es bei dem Verkauf sehr wichtig, was mit ihnen geschieht. Genaugenommen eine Bedingung. Viele sind in ihren Positionen verblieben, was mich bis heute sehr glücklich macht. Andere wiederum sind mit mir gemeinsam meinen neuen Weg gegangen. Diese Abzweigung in meinem Leben zu machen, war jedoch sehr wichtig. Ich möchte sogar von einem Schlüsselmoment sprechen. Nicht nur für mich, auch für LavaVitae. Den freigewordenen Raum nutzte ich wieder als Bücherwurm. Vollkommen aus dem Berufsleben zurückgezogen, eignete ich mir mit den Themengebieten Empfehlungsmarketing sowie mit den Abrechnungsprogrammen für künftige Partner Wissen an, das eng mit meinem Vorhaben verknüpft war. Schlicht notwendig war. Geschickt wusste ich meinen anfänglichen Nachteil der mangelnden Erfahrung in den Bereichen Konsumentennetzwerk, Vergütung & Co in etwas positives zu verwandeln. Wie? Keine Branchenkenntnisse zu besitzen, zeichnete sich nämlich als ein entscheidender Vorteil aus, da ich mich der Sache völlig unvoreingenommen und recht neutral nähern konnte. Schnell erkannte ich, dass die einzelnen Pläne Vor- und Nachteile aufwiesen. Manche unausgewogen, andere wiederum an ihrem eigentlichen Ziel vorbei erstellt waren. Ich fasste den Entschluss, einen völlig andersartigen, einen völlig umgekrempelten Vergütungsplan zu kreieren. Einen, der die Vorteile unterschiedlicher Pläne zum Wohle künftiger Kunden und Partner in einem einzigartigen Konzept vereint. In den folgenden Monaten feilte und entwickelte ich gemeinsam mit meinen engsten Vertrauten an jedem noch so kleinen Detail. Alles sollte Hand und Fuß haben, denn ich hatte mir ein erneutes Treffen mit dem Inhaber des Weltmarktführers in den Kopf gesetzt. Dieses Mal würde ich vorbereitet sein, da war ich mir sicher.

Mit einem fertigen Vertriebskonzept im Gepäck und einem Vergütungsmodell zum Aufbau eines europaweiten Konsumentennetzwerkes gewappnet, gelang es mir, einen weiteren Termin zu vereinbaren. Meine Beharrlichkeit und das brennende Verlangen hatten sich ausgezahlt. In unserem zweiten Aufeinandertreffen konnte ich den Geschäftsmann überzeugen. Die Liebe zu meinem Vorhaben stand hinter jedem einzelnen Wort von mir. Untermauert mit einem Konzept, zu dem er nicht nein sagen konnte. Ich erhielt die Zusage für einen Testlauf und die Produktion von 5000 Dosen hochwertigsten Zeolith!

Für dieses entgegengebrachte Vertrauen bin ich nicht nur heute noch aus tiefstem Herzen dankbar, ich werde es mein gesamtes restliches Leben sein. Diese Einwilligung ebnete im Grunde alles, was mich, LavaVitae, seine Produkte und alle mit ihm verbundenen wertvollen Menschen ausmacht. Großes Engagement und Sorgfalt lies ich folgend auch den Rahmenbedingungen für die Gründung des neuen Unternehmens zukommen. Zwei ganz konkrete Vorgaben sollten dabei die Zugpferde bilden: Alle künftigen Kunden und Partner sollten die Lieferungen ihrer Produkte von Anfang an pünktlich erhalten. Die zweite Säule sollte stets auf die Produktqualität achten. Denn nur eine ausgezeichnete Produktqualität kann gemeinsam mit einer pünktlichen Zustellung die Basis für eine erfolgreiche Weiterempfehlung bilden. Gedanken von damals, die allesamt heute noch gültig und fest in unserer Philosophie niedergeschrieben sind. Und die Namensgebung? Vielleicht war dir LavaVitae bereits vor dem Lesen dieser Zeilen bekannt, vielleicht hast du dich auch zwischen Absätzen gefragt, was es damit auf sich hat. Der Name steht für mein Unternehmen, dessen hochgeschätzter Teil du bereits bist oder vielleicht werden wirst.

In den folgenden Kapiteln wirst du mich und uns besser kennenlernen. Bevor ich jedoch den anstehenden Buchseiten vorgreife, lass mich meine Geschichte weitererzählen. Wo waren wir. Wie ich auf den Namen gekommen bin, wolltest du wissen? Das ist schnell erklärt. Lass dich aber bitte nicht fehlleiten! Trotz der Kürze meiner Beschreibung ist viel Kraft, Überzeugung und Wille damit verbunden, dass einfach so viel mehr mit einem gut gestützten Wohlbefinden möglich ist. „Lava" beschreibt den Stein, der eine wahre Wohltat für die Menschen ist. Dieses Stück Natur hatte es mir auf Anhieb angetan, über dessen genaue Wirkung werde ich später genauer eingehen. Er ist mir nach wie vor so wichtig, darum gehörte er für mich bei der Findung von Beginn an in den Namen.

Und „Vitae"? Der Stein ist das Fundament für ein gesundes, vitales Leben bis ins hohe Alter. Das wollen wir doch alle, oder? 2013 erblickte somit LavaVitae das Licht einer Welt, die damit wieder etwas gesünder werden sollte. Voran mit der Vision, dass mit einem dynamisch wachsenden Konsumentennetzwerk den Menschen Schutz vor den steigenden Umweltbelastungen unserer industrialisieren Welt gegeben werden soll. Noch bevor der Organismus geschädigt werden kann. Bis in die Zehenspitzen motiviert ging ich an den Start. Mit dabei waren einige wenige Vertrauenspersonen, die für einen professionellen Beginn der Verwaltung und Administration sorgten. Allesamt Spezialisten in ihrem Tun, Profis in ihrem Handwerk. Etwa für die Buchhaltung oder auch die Entwicklung und Programmierung des Vergütungssystems, bei dem mich ein sehr guter Freund tatkräftig unterstützt hat.

Und der Vertrieb? Der bestand zunächst aus mir alleine. Lediglich eine Person? Genau! Davon lies ich mich keineswegs abhalten. Wieso auch. Ich erinnere mich, als wäre es gestern gewesen. Nach all den Jahren ist das Gefühl des Bauchkribbelns noch immer vorhanden, wenn ich an das Verpacken der ersten

Schachteln in der hauseigenen Garage zurückdenke. Mit meiner Familie an meiner Seite. Nach nur einem Monat konnte ich bereits 12 Partner für die Vision begeistern. Sagenhafte 500 Personen nach einem Jahr! Der Gesundheit wieder den Raum zu geben, den sie verdient. Das hatte ich angestoßen.

Von einem Wunsch zu einer Idee. Von einem Gedankengang hin zu einem Verlangen, das einen Traum verwirklicht. Geleitet von meinem inneren Gespür. Meine Erfahrungen hatten mich auf vieles vorbereitet. Natürlich nicht auf alles. Die Leidenschaft glich so einiges aus. Ich wäre nicht so weit gekommen, wenn sie nicht gewesen wäre. Aus meinen Rückschlägen habe ich Stärke gezogen. Die Jobwechsel, Ablehnungen, ja sogar mein haarsträubender Aufenthalt in der Leinenfabrik hat mich zu dem gebracht, wo ich heute bin. Wahrscheinlich hätte ich mich erst viel später mit meiner Gesundheit auseinandergesetzt. Und meine Internatszeit?

Selbst aus dieser konnte ich Wertvolles für mein Netzwerk mitnehmen. Etwas lernen zu müssen, das sollte uns nicht abhalten etwas zu wollen. Viele Jahre gibt es LavaVitae nun schon. Mein Leben steckt im Kern des Unternehmens, das Unternehmen in mir. Nach wie vor brennt mein Feuer, die Geschicke mit Know-how zu führen ist meine Passion. Unterstützt von Persönlichkeiten, die es mir gleichtun. Begleite mich also auf meinen weiteren Zeilen. Ich habe noch eine Menge zu sagen. Ich schließe dieses Kapitel, um das nächste aufzuschlagen. Mit den Worten von Frau Dr. Ilse Triebnig: „Das Vulkanmineral Zeolith ist ein wahrer Segen für die Menschen – und alle haben ein Recht darauf davon zu erfahren."

KAPITEL 2

Wenn die Zivilisation uns krankt macht

Vieles hatte sich durch meine Aufenthalte in den Bibliotheken verändert. Wie ich es auch drehe und wende, auf der Suche nach meiner Gesundheit weckte ich in mir eine Sensibilität für mein Befinden, die ich davor noch nicht kannte. Vielleicht war sie schon immer in mir präsent, jedoch mit anderem beschäftigt, dass ich zu der Zeit als richtig empfand. Vielleicht auch abgelenkt oder fehlgeleitet. Gemeinsam mit den Expertengesprächen waren es schließlich die Bücher, die Achtsamkeit wohlgesonnen in meine Richtung brachten. Es passierte doch noch mehr. Meine Aufmerksamkeit lenkte sich auf Themen, die medial zwar immer wieder in ein Licht gerückt wurden und immer wieder werden, jedoch nicht selten unter dem Deckmantel von Tabus verschwinden. Soll heißen, wir bemerken deren Existenz, offen gesprochen wird darüber aber kaum. Wenn, dann zumeist unter vorgehaltener Hand. Einiges davon möchte ich bewusst als Schattenseite unserer Zivilisation bezeichnen, die krank machen kann.

Warum das jetzt wichtig ist, fragst du? Mit LavaVitae möchte ich auch Dinge beim Namen nennen. Nicht um den heißen Brei herumreden, sondern direkt ansprechen. Das schmerzt manchmal. Das schmerzte auch bei mir selbst, als ich Zustände meines Körpers im Nachhinein eine Bezeichnung geben konnte. Wobei, alleiniger Schmerz war es nicht. Es mischte sich ein wenig Erleichterung mit hinein, da die Umstände zugeordnet und beim Wort genommen werden konnten. Alles von jetzt auf gleich bis in das letzte Detail zu erfassen, war bei bestem Willen nicht möglich. Wie auch? Zu viele Einzelheiten waren zunächst im Trüben. Nach und nach klärten sich diese jedoch und heute versuche ich, damit geradlinig zu sein. Auch wenn es die Ereignisse nicht immer zulassen. Darum möchte ich auch über Erkrankungen, Befinden und Stufen unseres Körpers schreiben, die mich stetig beschäftigen. Damit sind meine persönlichen Erlebnisse genau so gemeint, wie auch erlangte Ansichten, Meinungen oder Artikel, die mein Wissen über die Jahre beeinflusst haben. Nicht nur meine eigene Art zu denken, sondern auch die Art, wie bei LavaVitae Strukturen funktionieren. Worum es zunächst nun geht?

Du erinnerst dich vielleicht an meine Schilderungen, wie ich als Unternehmer in das kalte Wasser gesprungen bin. All die Dinge die gleichzeitig passieren mussten, die mir keiner abnehmen konnte. Ich auch nicht auf die Idee kam, mich an andere zu wenden. Dieses Multitasking begann an mir zu nagen. Es mischte sich eine Überforderung mit einer gehörigen Portion Unwissen. Noch hatte ich mich nicht in die Materie vertieft und mein damaliges Finanzunternehmen war erst am Beginn des Aufbaus. Trotzdem meinte ich, alle gesellschaftlichen Konventionen sofort und auf einmal erfüllen zu können und zu müssen. In meiner Tätigkeit als Versicherungsvertreter hatte doch alles funktioniert. Ich erwartete es von mir selbst, weil es auch die zivilisierte Gesellschaft und mit ihr die Privatwirtschaft von mir erwartete. So zumindest meine Auffassung. Dabei blieb es nicht.

Nachdem ich unternehmerisch alles auf Spur gebracht hatte und mein Betrieb wuchs, legte ich in meinem Verhalten noch ein Schäuferl nach, wie wir Kärntner es gerne sagen. Mental verarbeitet hatte ich die Phase zuvor noch nicht. Das hatte ich schlicht übersehen. Im Nachhinein allerdings ein entscheidender Faktor. Zugegeben, auch ein Fehler. Ich legte trotz alledem mit einer ungeheuren Beschleunigung nach, gab Tempo vor. Ich gönnte mir keine Möglichkeit, abzuschalten. Mit dem Ergebnis, dass ich weiterführend auch keine Möglichkeiten mehr vorfand, abzuschalten. Arbeit an den Wochenenden waren mehr die Regel als eine Ausnahme. Ich rutschte immer tiefer in dieses Tun. Es baute sich ein derartiger Stresspegel auf, vor dem es mir heute noch schaudert. Geschaffen durch äußere Umstände. Meine selbst initiierten Umstände mitsamt wirtschaftlichem Druck von außen. Wie sich das alles im Detail zeigte? Selbstüberforderung, mit einem Hang zum Perfektionismus! Beide werden von Experten in Kombination als Frühwarnzeichen von Burn-out geführt. Erst Jahre später konnte ich mir eingestehen, dass mein Selbstbewusstsein in dieser Zeit zu einem sehr großen Teil aus Leistung gespeist wurde.

Ich schließe es auch nicht aus, dass ein intensiver Wunsch nach Anerkennung mit daran beteiligt war. Seht her, was ich kann! So wie ich es lange versucht habe, meinen Eltern die Richtigkeit des Weges und meines inneren Gespürs zu beweisen. Allesamt mögliche Ursachen, wie ich später herausfand. Mit meinem heutigen Wissensstand bin ich überzeugt, dass ich damals an der Schwelle zum Burn-out stand. Vielleicht eine Art Vorstufe, die in eine handfeste Diagnose zu kippen drohte. Wobei, eine definitiv gültige Definition seitens der Wissenschaft gibt es gar nicht. Es ist eher als Sammelsurium von Symptomen zu bezeichnen.

Unlängst habe ich gelesen, dass der Begriff bereits aus den Siebzigerjahren stammt. Ich spreche über das ausgebrannt sein, einen Punkt, an dem der Körper der Überforderung nachgibt. Nach einer langen Phase des Aufrechterhaltens und krankmachenden Verdrängens. Damals noch helfenden Berufen zugeschrieben. Heute quer durch alle Branchen zu finden. Hervorgebracht durch die Zivilisation mitsamt Verhaltensweisen, die sich schleichend über die Jahrzehnte eingebürgert haben. Fast schon dazugehören. Das absichtliche Übersehen und nicht auf den eigenen Körper hören wird salonfähig gemacht. Nichts anderes. Was sich wie Schlagwortsalven anfühlt, kommt mit einer tiefen Erschöpfung und folgenreichen Leistungseinbußen einher. Mir nichts Unbekanntes.

Während diesen Zeilen merke ich, wie meine Atmung etwas unruhig wird. Auch wenn es damals nie zu einer medizinischen Diagnose kam, viele der Erscheinungsbilder durchlebte ich am eigenen Körper. Was Burn-out eigentlich ist und was es ausmacht, wusste ich nicht. Mir war nur klar, dass es meinen Körper und Geist beinahe in die Knie gezwungen hätte. Viel zu lange harrte ich in diesem Zustand aus. Zu viel Energie hatte ich in meine Aufgaben gesteckt, mehr als ich zur Verfügung hatte. Eine von Ehrgeiz geleitete Mehrfachbelastung. Über die Jahre habe ich nicht viel darüber nach außen dringen und gleichzeitig nie ganz in mich hineinblicken lassen. Nun ist mir auch bewusst, dass sich die Erschöpfung durch eine Rastlosigkeit und ein spürbares Energiemanko zeigte. Formulierungen, die ich jederzeit unterzeichne.

Habe ich schon von meinem unerträglichen Schlafmangel zu der Zeit erzählt, die Hand in Hand mit dieser Rastlosigkeit kam? Das ist doch eine logische Folge, höre ich dich jetzt vielleicht sagen. Das stimmt schon. Das Kreisen all dieser Gedanken und die ständige Arbeit in meinem Kopf minderte nicht nur die Qualität, sondern auch das Pensum. Ich wäre so gerne mehr geschlafen, konnte es dann nicht mehr. Ständig in dem Glauben, dass es schließlich Wichtigeres zu tun gab. Gut, nichts was ausreichend Kaffee nicht ausgleichen konnte. Das ging auch so weit, dass sich Koffein von einem Laster hin zur Notwendigkeit wandelte.

Ohne Kaffee ging nichts mehr. Irgendwie vollzog sich aber auch eine Wechselwirkung. Wenn du weißt, was ich meine. So oft wird davon gesprochen, dass eine gute Nachtruhe etwas sehr Essenzielles ist, trotzdem lassen wir uns dabei immer wieder auf das Neue sabotieren. So oft, dass es beinahe schon krankhaft ist. Ich war dahingehend ein sehr gutes Beispiel. Was ein schlechter Schlaf alles anrichten kann? Dir ist bestimmt bekannt, dass wir in der Nacht die Erlebnisse vom Tag verarbeiten. Der springende Punkt ist hier jedoch, dass es unserem Körper nur dann gelingt, wenn keine äußeren Einflüsse auf das Gehirn wirken. Soll heißen, je länger wir beispielsweise bis tief in die Nacht arbeiten, im Bett liegend vielleicht noch Nachrichten am Mobiltelefon abrufen, desto mehr reduziert sich die Zeit, in der ein ausreichend langer Tiefschlaf möglich ist.

Wir erinnern uns mit der Zeit nicht mehr vollständig an Gelerntes, oder überhaupt daran, was wir an einem Tag genau getan haben. Viele Menschen tun aber genau das. Da spreche ich auch von meinem vergangenen „Ich". Diese zig Stunden an Arbeit, die regelmäßig in meinem Kopf mit nach Hause gewandert sind. Ruhe, eine solche stand nur selten auf meiner To-do-Liste. Das wirkte sich unweigerlich auf meinen Schlaf aus. Und weißt du was? Eine Konzentrationsschwäche bekam ich durch dieses Verhalten ebenfalls auf dem Tablett serviert. Vor allem bei der Suche nach einer passenden Wortwahl macht sich eine Vergesslichkeit bemerkbar. Das kann einem schon Angst machen. Vor allem, weil ich den Jargon der Finanzwelt im Blut hatte. Umso erschreckender, dass manche Begriffe nicht auf Anhieb präsent waren. Eine Abgeschlagenheit und noch mehr Stress war die Folge. Das wiederum den Symptomen rund um ein mögliches Burn-out sehr zuträglich war. Ich konnte im Nachhinein noch einen Punkt festmachen.

Meine schlechte Schlafqualität wirkte sich auch auf mein Immunsystem aus. Im vorigen Kapitel schrieb ich bereits darüber, dass ich im Handumdrehen krank wurde, selbst wenn jemand das Wort Grippe nur in einem Nebensatz fallen lies. Denn die simple Gleichung lautet: Wer einen Schlafmangel sein Eigen nennt, wird öfters krank! Dem grippalen Infekt wird sozusagen

Tür und Tor geöffnet. Weit entfernt von einem Zufall, zu vieles passte zusammen, wie ich es hinterher erkannte. Heute weiß ich, was mir bevorgestanden wäre, hätte ich so weitergemacht. Ich rede jetzt nicht von den Magenschmerzen, zu denen komme ich noch. Ich spreche von erhöhten Entzündungsherden im Körper, Kopfschmerzen bis hin zum Worst-Case-Szenario eines steigenden Herzinfarktrisikos. Ein hartnäckiger Bluthochdruck? Auch ein Faktor. Wie ich morgens im Spiegel ausgesehen habe, mitsamt der faden Haut und den dunklen Augenringen, davon möchte ich gar nicht erst anfangen. Ich habe gesagt, ich bin geradlinig und direkt. Ein Stück weit möchte ich auch darauf aufmerksam machen, damit jemand anderes nicht in die gleiche Kerbe schlägt. Niemand soll das durchmachen müssen. Weder ein Burn-out, noch die Vorstufe davon oder eine wie auch immer geartete Belastung durch einen fehlinterpretierten Ehrgeiz, oder besser gesagt, eine irrtümliche Erwartungshaltung gegenüber der eigenen Person.

Bitte nicht falsch verstehen, ein persönliches Engagement oder für etwas Brennen kann eine wunderbare Sache sein. Braucht es in vielen Situationen auch. Ohne meinem brennenden Verlangen hätte es LavaVitae vermutlich nie gegeben. Das passierte allerdings erst, als ich meine eigene Gesundheit in Balance gebracht hatte. Nach einer langen Zeit, in der ich meinem Körper ein stetiges Dasein unter Strom abverlangte. Dieses rund um die Uhr und ständig und überall verfügbar sein zu müssen, ist eine gesellschaftliche Unart, vor der es mir graut. Auch das ist für mich eine Schattenseite, die die Zivilisation in Teilen dieser Welt hervorgebracht hat. Das beeinflusst viele Krankheiten einfach mit. Dem muss bewusst gegengesteuert werden. Mit LavaVitae ist auch ein bewusster Gegenpol vorhanden, weil es für mich einfach wichtig ist. Das fängt bei der Unternehmenskultur an und hört bei den einzelnen Partnern nicht auf. Bevor ich jetzt zu weit aushole, später dazu mehr.

Eng mit der Überlastung in meiner Finanzzeit hängt auch eine katastrophale Ernährung zusammen. Ich muss aber so ehrlich sein und gleich sagen, dass ich in puncto Ernährung viel hinten angestellt hatte. Ein Riegel, ein Snack, jegliches schnelles Essen war gerade gut genug. Energie, auch wenn sie nur kurzfristig anhielt. Lange Zeit war die Gesellschaft und auch Wirtschaft darauf aufgebaut. Schnell und zwischendurch. Es könnte ja Arbeitszeit dadurch verloren gehen. Die Wertigkeit war einfach nicht vorhanden. Und ich mittendrin! Machte das gleiche, im Hinblick auf mein Wohlbefinden eine grandiose Fehleinschätzung. Du kannst dir bestimmt auch vorstellen, dass über eine längere Zeit gesehen vieles für unseren Organismus zu fehlen beginnt. Und die Bewegung? Diese integrierte ich leider ebenso viel zu wenig in meinen Alltag. Zumindest nicht so, wie es für ein abgerundetes Wohlgefühl notwendig gewesen wäre. Übrigens, kennst du die Mitochondrien? In der Schulzeit nannten wir sie Kraftwerke unseres Körpers. Nicht viel ist vom Schulstoff hängen geblieben, diese Benennung erstaunlicherweise schon. Das merke ich gerade an diesen Zeilen. Das sind Systeme in bestimmten Zellen unseres Körpers, die für verschiedene Funktionen verantwortlich sind. Mediziner bezeichnen sie als Zellorganellen. Ich verstehe sie als universelle Energieträger, die beispielsweise in den Muskeln, den Nerven oder den Sinneszellen zu finden sind.

Mit ihnen ist der Körper in der Lage, aus dem was wir essen eine Art Brennstoff herzustellen. Auch viele Prozesse zu steuern. Neueste Studien haben auch gezeigt, dass sie eine Intelligenz besitzen. Ist das nicht faszinierend? Damit wir überhaupt so funktionieren, wie wir es tun. Ich musste allerdings auch erfahren, dass die Mitochondrien an Alterserscheinungen, Abbau und eben auch Erkrankungen beteiligt sind. Wer etwa lange fett- und zuckerreichen Junk in sich hineinstopft, nichts Gesundes isst, Stoffe nicht mehr aufnimmt, der bekommt unweigerlich Probleme mit dieser Energieversorgung. Klingt nachvollziehbar, oder? Das wiederum zu Mangelerscheinungen führt und weiter zu einem markanten Abfall der Leistungsfähigkeit. Das Zuviel wird dann schleichend zu einem zu viel. Gerade jetzt muss ich mir an die Nase kneifen. Wie schon etliche Male zuvor.

Ich bin mir nahezu sicher, dass dies ebenfalls mit meiner erreichten Grenze zur Burn-out-Schwelle zu tun hatte. Gepaart mit dieser elendiglichen Hektik, dem Schnelllebigen und dem selbst auferlegten Stress. Bereits jedes für sich kann schon eine Ursache für eine Krankheit sein. Ich entschuldige mich jetzt nicht für eine vielleicht drastische Wortwahl. Denn ich ärgere mich heute nach wie vor über mein damaliges Verhalten. Zugegeben, dass mir zwar einen gewissen Wohlstand brachte, aber auch ein Preis dafür gezahlt werden musste. In dem ich zwar viel über das Wirtschaftliche, aber viel zu wenig über mich und meinem Körper gelernt hatte. Und das mit einer intensiven Breitseite zu spüren bekam. Du erinnerst dich an meine Magenschmerzen? Heute weiß ich, da steckte noch so viel mehr dahinter. Der Stress, die Ernährung, Symptome der Überlastung, allesamt Bausteine, die mir nicht nur auf den Magen, sondern auch auf den Darm geschlagen hatten. Ein weiteres Tabuthema? Für viele ja. Für LavaVitae nein! Für mich schon gar nicht, denn zu lange hatte ich dem keine Priorität zukommen lassen. Obwohl sie so notwendig gewesen wäre.

Das Organ ist so unglaublich komplex und mit unserer Gesundheit verzahnt, wie kaum ein anderes. Es wird scheinbar kaum beachtet und nur im Stillen darüber gesprochen. Weißt du noch, wann dein letzter Termin für eine Darmkrebsvorsorge war? Ich möchte jetzt keinesfalls forsch klingen, aber das ist ein so immens wichtiges Thema. Meiner Ansicht nach kann gar nicht genug berichtet werden. In das Rampenlicht damit, die Aufmerksamkeit zukommen lassen, die er verdient! Im Zusammenspiel mit den Mitochondrien sind wir erst durch ihn in der Lage, aufgenommene Nahrung zu verdauen und die Nährstoffe in die Blutbahn und weiter in die Zellen zu transportieren. Das Immunsystem und auch unsere Emotionen sind damit verbunden. Nicht umsonst wird oft vom viel zitierten Bauchgefühl gesprochen. Das hast du bestimmt schon einmal gehört. Falls du mit dem Darm noch nicht so vertraut bist, lass mich dieses Wunderwerk der Natur etwas näher beschreiben. Und zwar so, wie ich ihn sehe, sein Wirken und Zusammenhänge verstehe.

Schon die Länge ist mehr als beeindruckend, wie ich finde. Acht Meter! Wenn ich einen Körper ansehe, ist das kaum vorstellbar. Auch nicht, dass die gesamte Oberfläche des Darms zwischen 400 und 500 Quadratmeter umfasst. Als ich in der Schule diese Zahlen gehört habe, kümmerten sie mich reichlich wenig. Als ich mich mehr und mehr mit der Natur und meiner Gesundheit befasste, wusste ich die Daten richtig einzuordnen. Beinahe so groß wie ein Fußballfeld! Zig Tonnen an Nahrung und Tausende Liter Flüssigkeit wandern im Laufe eines Lebens hindurch. Mit eben der Verdauung als Hauptaufgabe. Meines Erachtens wird aber genau diesem biologisch so wichtigen Prozess viel zu wenig Beachtung geschenkt. In meiner Funktion bei LavaVitae sehe ich es auch als Pflicht, darüber zu informieren. Stell dir nun Folgendes vor: All die Nährstoffe, alles was wir essen und trinken, wird in mikroskopisch kleine Moleküle aufgespalten. Warum? Damit alles Notwendige über die Darmwand aufgenommen werden kann. Die Medizin nennt dies Resorption. Gemeint sind Fette, Kohlenhydrate oder Eiweiße aus unseren Speisen, die durch die nützlichen Enzyme so klein zerlegt werden, damit die sogenannten Darmzotten und Darmwände sie in den Kreislauf unseres Blutes schicken können.

Ist der Organismus nicht großartig? Von den Aufspaltungen hast du bestimmt auch schon einmal gehört. Die Proteine werden in Aminosäuren, Kohlenhydrate in Traubenzucker und die Fette in Fettsäuren geteilt. Unser so wertvolles Blut befördert im nächsten Schritt lebenswichtige Stoffe nicht nur in die

Muskulatur, sondern auch in die Leber und Lymphe. Das Wasser aus unseren Trinkgläsern gelangt erst durch die Verdauungssäfte in den Darm und wird schließlich im Dickdarm aufgenommen. Was ich mit meinem biologischen Ausflug sagen möchte? Alle Giftstoffe dir wir in unserer heutigen Zivilisation aufnehmen, lagern sich schlussendlich im Darm ab und erreichen im schlimmsten Fall auch den Blutkreislauf. Alarmierend, oder? Wie du bereits aus meiner Geschichte weißt, bekam ich genau das in meinem Körper in sehr eindringlicher Weise zu spüren. Zuerst schleichend, dann mit ersten Anzeichen, die ich noch beiseite gewischt hatte. Bis die Schmerzen im wahrsten Sinne des Wortes brachial die Führung übernommen hatten und in Sachen Leistungsfähigkeit beinahe nichts mehr ging. Nicht nur das.

Mit den Giftstoffen meine ich jetzt ganz konkret Umweltgifte, die ihrerseits massiven Stress in unseren Organismus bringen. Was nun genau verursacht wird? Chronische Erkrankungen! Diese sind dir eventuell ein Begriff. Vielleicht hast du selbst schon an dem einen oder anderen gelitten. Das kann einen die letzten Kräfte kosten. So viel ist sicher. Leider ist es auch eine Tatsache, dass die Schadstoffe aus der Umgebung uns erreichen. Ob wir wollen oder nicht. Über die Haut, die Augen, Nase, Mund und Schleimhäute. Wenn es der Umwelt schlecht geht, geht es unserem Körper früher oder später ebenfalls schlecht. Das ist ein ungeschriebenes Gesetz. Auch wenn es dir vielleicht schon bekannt ist, ich wiederhole mich hier nur all zu gerne.

Tagtäglich werden von der Schwerindustrie und dem Verkehr weltweit 13 Millionen Tonnen an schädlichen Stoffen in die Luft befördert. Eine unglaubliche Zahl, die nur schwer zu begreifen ist. Egal ob zum ersten Mal gelesen, oder schon einmal irgendwo gehört. Das Schockierende daran: Es wird wohl nicht weniger werden. Ich nehme auch immer wieder wahr, dass sich sehr viele Menschen diesbezüglich Sorgen um die Länder der Dritten

Welt machen. Um die benachteiligten Bewohner und ihren ganz eigenen Leidensweg in den riesigen Fertigungshallen. Nebenbei bemerkt, deren Produkte trotzdem gerne gekauft werden. Allen voran die so geliebte Kleidung.

Im gleichen Atemzug sind die Probleme mit den chemischen Belastungen für viele weit weg. Ein Irrglaube! Und das muss ich jetzt mit aller Klarheit sagen. Was ich damit meine? Alleine in Europa werden jährlich rund 200 Millionen Tonnen gefährdende Chemikalien hergestellt. 200 Millionen! Nicht irgendwo. Sozusagen direkt vor unserer eigenen Haustüre. Schadstoffe, chemische Erzeugnisse, Abgase und mehr. Wenn du dich erinnerst, mit meinen Erlebnissen in der Leinenfabrik war ich im wahrsten Sinne des Wortes hautnah dabei und bekam später die Rechnung präsentiert. Im Nachhinein eine Erfahrung, auf die ich gut hätte verzichten können. Wobei, wahrscheinlich war mein dortiger Aufenthalt aber auch notwendig, um mein Bewusstsein so zu sensibilisieren, dass eine Richtungsänderung möglich war. Damit ich in weiterer Folge deines heute ebenfalls sensibilisieren kann. Und du vielleicht jenes von deinen Bekannten und Freunden wohlgesonnen lotsen kannst. Denn nach wie vor wird das alles viel zu sehr unterschätzt. Zu glauben, es betrifft uns nicht, das ist schlichtweg falsch.

Mein Essverhalten habe ich schon etwas beschrieben. Das Schnelle, das Fertige war mir gerade gut genug. Mein Standpunkt heute: Ein unsagbares Unbehagen bereiten mir die Zusatzstoffe in den Nahrungsmitteln. Und zwar in den industriell hergestellten Mahlzeiten, den Beilagen, Soßen, Gewürzmischungen, um nur einige zu nennen. Damals war es mir herzlich egal, was auf meinem Teller oder als fertig belegtes Gepäck in meiner Hand landete. Jetzt weiß ich wie viel unsere Gesundheit davon beeinflusst wird.

Ich muss ehrlich sein, im Zuge unserer Nachforschungen bei LavaVitae haben wir bis dato kaum von der Industrie gefertigte

Nahrungsmittel gefunden, in denen nicht große Mengen zusätzlicher Stoffe enthalten sind. Stoffe, die uns nicht guttun. Wir aber trotzdem mitessen. Ich konsumiere ja leidenschaftlich gerne Joghurt. Richtig baff war ich, als wir herausgefunden haben, dass zig Hunderte Zusatzstoffe darin enthalten sind. Wahnsinn! Das Wort ist mir als erstes eingefallen. Nie im Leben hätte ich das gedacht. Unter uns: Nicht alles wird von der Industrie angeführt. Nur diejenigen Inhalte, die vorgeschrieben sind. Und nicht einmal das lesen sich die meisten Menschen durch, wenn sie einkaufen gehen. Zugegeben, hat mich auch sehr lange nicht gekümmert. Allerdings, und hier klingt mir ein markanter Satz des renommierte Mediziners Dr. Dietrich Klinghardt im Ohr, tragen genau diese verschiedenen Zusätze ihren Teil dazu bei, das wir uns schlecht zu fühlen beginnen. Dr. Klinghardt sagte einmal so treffend: „Die Darmwand ist kein Stahlrohr!" Sie nimmt Stoffe auf, trägt sie weiter und ist keine starre Abschirmung unseres Körpers gegen alles von außen Kommende. Für mich ein sehr treffender Vergleich.

Da fällt mir gerade ein, alles von außen Kommende ist ein Stichwort, das eine weitere Gedankentüre aufmacht. Gerade als ich diese Zeilen aneinanderreihe, jährt sich ein unrühmliches Jubiläum. Zeitungen, Fernsehberichte und unzählige Artikel wühlen in meiner Erinnerung. Ich spreche von der Nuklearkatastrophe in Tschernobyl. Wenn du nach 1986 geboren wurdest, kennst du das Geschehnis wahrscheinlich aus den Geschichtsbüchern. Von Kindern, die Jodtabletten im Schulunterricht schlucken mussten. Bis hin zu akutem tagelangem Fenster schließen, weil zunächst niemand so genau wusste, wohin die radioaktiven Wolken getragen werden. Oder zählst du zu denen, die es bewusst erlebt haben?

Falls ja, weißt du noch genau, was du zu dem Zeitpunkt gemacht hast? Bei mir war es just in meinem Übergang in das Erwachsensein, in der mir vieles absolut egal war. Gefangen in einem hinauf und hinunter der Geldsorgen und des Jobsuchens, die mich immer wieder auf das Neue orientierungslos zurückließen. Unbemerkt blieb mir der schwere Atomunfall nicht. Jedoch brachte ich ihm nur so viel Aufmerksamkeit bei, wie notwendig. Welchen massiven Schnitt er in unser aller Leben vollziehen sollte, das konnte ich zu dieser Zeit bei Weitem nicht erfassen. Ich mache diesen Umstand auch in meinen Seminaren immer wieder zum Thema. Warum? Weil heutzutage scheinbar ganz viele Menschen darauf vergessen haben, dass Wind und Wetter die Radioaktivität schlussendlich doch in unsere Breitengrade getragen haben. Und zwar genau über Österreich, Deutschland, der Schweiz und von da aus weiter. Es lässt sich sogar das Datum festmachen. Der 3. Mai 1986!

Das sage nicht ich, sondern die Wissenschaft nach etlichen Jahren der Untersuchung. Ich erwähne all das aus einem einfachen Grund: Auch das hat mit dem Darm zu tun! Denn an genau diesem Tag regnete es in etlichen Regionen besonders stark. Die Folge: Chemische Elemente wie etwa Strontium oder Cäsium gelangten direkt in die Erde. Vielleicht ist das eine oder andere noch aus dem Unterricht bekannt. Persönlich merke ich mir schwierige Begriffe eher schwerer. Doch gerade Ersteres begegnete mir mit LavaVitae auf ein Neues. Ich bin wahrlich kein Chemiker, doch die Auswirkungen habe ich bei genauerem Hinsehen auf Anhieb erkannt. Denn vor allem Strontium sendet Strahlung über mehrere Jahrzehnte hinweg nach außen. Führe dir das vor Augen!

Grund und Boden sind belastet für zig Jahre! Soll heißen, auch heute sind die Böden etlicher Ortschaften davon in Mitleidenschaft gezogen. Damit auch alles was dort wächst und auch den Weg in unsere Nahrung findet. Unser Darm nimmt es im Zuge der Verdauung mit auf. Ein großes Belastungspotenzial für unseren Körper, über das leider nur mehr wenig gesprochen wird. Es liegt mir jedoch fern, Unwohlsein zu verbreiten. Bei einzelnen landwirtschaftlichen und tierischen Produkten sind die Werte noch unbedenklich, doch was es problematisch werden lässt, ist die Summe. Essen wir Pflanzen und Erzeugnisse aus diesen Regionen, und das über Jahre hinweg, hat das Auswirkungen auf unseren Organismus. Ob wir wollen oder nicht. Nicht nur Vorort, denn natürlich werden Handelsgüter quer durch die Länder verteilt. Ähnlich wie bei den Schwermetallen, die sich via Luftweg über Grenzen hinwegbewegen. Viele Menschen haben dies getan, viele auch unwissentlich mit langer Fortdauer. Um welche Lebensmittel es sich genau handelt, lässt sich etwa beim Bundesamt für Strahlenschutz nachlesen.

Erwiesen ist, dass bestimmte Pilz- und Wildarten nach wie vor erheblich belastet sind. Dem nicht genug, passiert mit unseren Böden in puncto Umweltgifte noch mehr. Ich bin mir sicher, mit dieser weiteren Sache bist du ebenfalls schon in Berührung gekommen. Wenn die kommenden Zeilen für dich vielleicht etwas verärgert klingen, möchte ich schon jetzt um Nachsicht bitten. Zugleich stehe ich jedoch zu meiner Meinung. Die Rede ist von den Pestiziden in den Nahrungsmitteln. Denn auch sie bestimmen leider allzu oft unseren Darmalltag mit. Ich falle hier gleich mit der Türe ins Haus. Glyphosat ist dir ein Begriff? Dieser unsägliche Hauptbestandteil von Breitbandherbiziden ging medial durch etliche Zeitungsberichte und damit ein Unternehmen, das ich an dieser Stelle nicht direkt beim Namen nennen möchte. In den Vereinigten Staaten wird dieser Wirkstoff gar als Roundup zur Unkrautbekämpfung verkauft. Zunächst konnte ich damit nichts anfangen. Erst als ich mit einem befreundeten Gärtner genauer darüber gesprochen hatte, war mir das Ausmaß klar.

Das Mittel wirkt auf alle grünen Pflanzen, es greift in deren Stoffwechsel ein und hemmt lebenswichtige Enzyme. Bringen Landwirte Glyphosat auf ihre Felder auf, sterben in sehr kurzer Zeit alle vorhandenen Pflanzen. Vielleicht magst du jetzt denken, ist doch gut, wenn all das Unkraut getilgt wird. So einfach ist es allerdings nicht. Wind und Wetter werden auch hier aktiv und tragen es so zum Beispiel auf nahe, rein biologisch gehaltene Areale. Oder auf Flächen, die solch ein Übel nicht verwenden. Die dortigen Pflanzen sterben aufgrund der geringeren Menge zwar nicht unmittelbar, den Restbestand des Mittels essen wir jedoch fleißig mit und denken noch, uns durch gezielte Lebensmittelwahl etwas Gutes zu tun.

Dass die Politik hier über die unterschiedlichsten Wege noch immer Zulassungen in unseren Regionen gibt, empfinde ich persönlich als eine Schande. Das kritisiere ich auch bei jeder Gelegenheit. Wir wollen doch alle gesund leben, so lange wie möglich mit einem gesunden Darm leben. Ich hege dafür kein Verständnis, warum dies so immens schwierig gestaltet wird. Ich könnte jetzt lang und breit über Vorgaben und Gesetze mit Schlupflöchern wettern, das würde an dieser Stelle doch etwas zu weit führen. Ich möchte mit allem erreichen, dass du eine Idee und Vorstellung darüber bekommst, was alles für unser schleichendes Unbehagen verantwortlich sein kann. Was für mein Unbehagen in der Vergangenheit mitverantwortlich war. Eine dazu passende Studie möchte ich dir nicht vorenthalten. Mir hat dies regelrecht die Sprache verschlagen, als ich zum ersten Mal davon erfuhr. Ein Kloß im Hals, oder Frosch im Hals, wie auch immer man dazu sagen möchte. Alle die mich kennen wissen, das passiert nicht so leicht. Es geht um eine Studie einer großen amerikanischen Forschungsgruppe, die nahezu 300 chemische Substanzen in der Nabelschnur von Neugeborenen nachgewiesen hat. Weit über 200 davon als neurotoxisch, und ein gutes Stück davon zudem noch krebserregend. Noch bevor die ersten Laute kurz nach der Geburt über die Lippen kommen, waren bereits Stoffe mit schädigender Wirkung auf die Nervenzellen im Blut der Neuankömmlinge. Wahrscheinlich bis du jetzt genauso fassungslos wie ich. Auch wenn ich es jetzt schon öfters gehört habe, nach wie vor wird mir richtig flau in meiner Magengegend. Ganz ehrlich, ich könnte vor Wut auf den Tisch schlagen.

Das zeigt nämlich eines: Die Belastungen beginnen nicht erst in den jungen Jahren, sondern bereits im Bauch der Mutter. Durch die Luft, die eine werdende Mama atmet oder durch die Nahrung, welche sie zu sich nimmt. Ein bewusstes Umgehen ist nicht immer möglich. Leider wissen wir all zu oft nicht, was wo drinnen steckt und welche Inhaltsstoffe der Wind in unsere Richtung bringt. Wenn ich es überspitzt formulieren möchte: Krankheiten sind so vorprogrammiert! Auch unser Darm kommt an sein Limit. Mit meinen Ausführungen übertreibe ich jetzt auch keineswegs. Auch die Weltgesundheitsorganisation bestätigt es mit trauriger Gewissheit. Sie sagt nämlich, und das kannst du nachlesen, dass knapp ein Viertel der Krankheitsfälle auf Umwelt-Schadstoffe zurückzuführen sind. Ein solches Ausgesetzt sein führt langfristig zum Tod. Es ist mir wichtig, auch das zu sagen. Beschwichtigen, oder es in Schubladen verschwinden zu lassen, wie es die Verantwortlichen gerne tun, das bringt niemanden etwas. Diese Direktheit muss also sein, dazu stehe ich einmal mehr.

Je mehr ich über diese Zustände schreibe, desto mehr beginnt sich in mir ein Gesamtbild zu erschließen. Es war nicht nur ein Problem, das ich damals hatte. Es war eine Reihe von Vorkommnissen, die schließlich ihre Wirkung in meinem Körper mit all ihrer Negativität entfalteten. Für die einen war ich selbst verantwortlich, andere sind ohne mein Wissen mit hinzugekommen. Auch wenn ich mich mit Äußerungen wiederhole. Je bewusster Menschen agieren, desto weniger tappen sie in Fallen, die mich teils jahrelang in Zaum gehalten hatten. Somit ist es auch nicht verwunderlich, dass der Darm bei meinem Immunsystem eine gewichtigere Rolle spielte, als ich zunächst dachte. Wiederum etwas, das mir in meiner Finanzzeit und auch davor extrem zu schaffen machte. Denn logischerweise wurde auch diesem nicht nur bewusster Schaden zugefügt, sondern auch unbewusster. Durch wahlloses Fertigessen mit Zusatzstoffen, vielleicht gut gemeinten Nahrungsmitteln, die über die Hintertüre jedoch keine waren. Stress und verkehrte Sichtweisen auf gesellschaftliche Erwartungshaltungen, die sich ihrerseits für noch mehr Stress verantwortlich zeichneten.

Ich möchte gerne noch ein Stück weitergehen. Hast du den Begriff des Darm-Mikrobioms schon einmal gehört? Klingt im ersten Moment vielleicht etwas kompliziert. Ich nenne es lieber Darmflora! Ein wunderbares Sammelsurium, das allerhand Mikroorganismen unseres Verdauungstraktes vereint. Wir bei LavaVitae sehen es sogar als eigenes Ökosystem, das die Darmgesundheit lenkt. Alleine 500 verschiedene Bakterienarten sind für das Immunsystem verantwortlich. Unglaublich, oder? Die nützlichen Helferlein schützen den Darm vor Schadstoffen und Krankheitserregern. Diese Bakterien kommunizieren auch mit unseren Immunzellen. Sie sagen dem Körper: „Achtung, ein Krankheitserreger!" Über diese Empfindlichkeit sind wir uns meistens erst im Klaren, wenn sie gestört wird. So auch bei mir, wie ich mich matt, antriebslos und krank gefühlt hatte. Eine Abgeschlagenheit und schwere Müdigkeit mich tagtäglich packte. Falls ich das wichtige Vitamin K noch nicht erwähnt habe, dieses wird ebenfalls in der Flora gebildet. Das Vitamin übt einen nicht zu unterschätzenden Einfluss auf unsere Blutgerinnung aus. Du kannst dir bestimmt ausmalen was passiert, wenn dies durcheinandergebracht wird und aus dem Gleichgewicht kommt. Es auf allen Ecken und Enden geschwächt ist. Der Boden unter den Füßen erscheint auf einmal nicht mehr so stabil. Wenn der Darm nicht gut bei Sache ist, ist schlicht die ganze Person und deren Immunsystem beeinträchtigt.

So sehe ich das. So habe ich es am eigenen Leib erfahren. Natürlich bedeutet das im Umkehrschluss, dass eine geschwächte Immunabwehr auch den gesamten Magen-Darm-

Trakt in Beschlag nehmen kann. Wir bei LavaVitae sprechen bei alledem gerne auch von dem Darm-Milieu. Unser Organismus ist so großartig konzipiert, dass er kleinere Störungen ausgleicht. Werden die andauernden Mängel mit falscher oder schadhafter Ernährung & Co jedoch nicht abgestellt oder ausgeglichen, wird die sensible Darmflora angegriffen. Die Mikroorganismen nehmen ab, und gefährlichen Erregern mitsamt Schadstoffen wird die Bahn freigemacht. Durch Fehlverdauungen können sogar giftige Stoffwechselprodukte entstehen, die Mediziner als Endotoxine bezeichnen. Wie in meinem Fall. Erst begann alles mit geringeren Magenschmerzen, die jedoch nach und nach krampfartig weiter in den Darmraum marschierten.

Ob ich das spürte? Und wie ich das in weiterer Folge zu spüren bekam. Neben den Krämpfen stellten sich unangenehme Blähungen ein, veränderter Stuhlgang und eine noch intensivere Müdigkeit mitsamt weiteren zähen Facetten einer Abgeschlagenheit, die ich so noch nicht kannte. Als ob Schwellensymptome eines möglichen Burn-outs noch nicht genug gewesen wären. Gut möglich, dass sich die Faktoren auch gegenseitig bedingt haben. Damals war ich absolut nicht der Typ, der Wehwehchen auf Ursachen in meinen Darm zurückgeführt hätte. Ein völlig falscher Ansatz, welchen ich erst spät korrigierte. Denn unser Darm, die Flora, das gesamte Milieu beheimatet weit über 100 Millionen Nervenzellen.

Mit zig mehr Neuronen als in unserem gesamten Rückenmark, die übrigens identisch mit denen in unserem Gehirn sind. Das ganze System wurde regelrecht durcheinandergewirbelt. Das beschreibt es wohl am besten. So habe ich mich gefühlt. Die anfänglichen geringeren Störungen konnte ich noch ausbaden, es stellten sich allerdings auch Entzündungen ein. Auch mein Muntermacher namens Kaffee begann als geliebtes Genussmittel auf den Magen zu schlagen. Medikamente waren mehr eine Bürde als Hilfe. Da fällt mir ein, hast du gewusst, dass auch

Gelenkentzündungen und Schmerzen ihren Beginn ebenfalls im Darm haben können? Ich weiß, ich mache hier vielleicht einen großen Sprung. Nämlich hin zur Osteoporose. Ich denke an dieser Stelle wirst du zunächst ebenso überrascht sein wie ich, als ich dem Zusammenhang zum ersten Mal begegnete. Denn auch die Knochendichte und der Knochenschwund sind mit Vorgängen im Darm verbunden. Wie genau, dazu komme ich gleich. Zuerst sei gesagt: je besser der Mineralstoffanteil und die Versorgung im Knochen, desto höher seine Dichte. Eine Tatsache. Ebenso, dass das Leiden selbst zu den Top 10 der weltweiten Zivilisationskrankheiten zählt. Jetzt kommt die Medizin ins Spiel.

Sie teilt Osteoporose gerne in Grade ein. In der grundlegenden Phase zeigt sie nicht unbedingt symptomatische Folgen, aber Grad 1 und 2 sind geprägt von verschiedensten Wirbeleinbrüchen und auffälligem Verlust der Knochendichte. Wie wir das merken? Rücken, Knie oder Hüfte, das sind die Vorboten mit anfangs vernachlässigbaren Schmerzen, woraus schnell Ernstzunehmendes entstehen kann. Ich würde jetzt nicht die Wahrheit schreiben, wenn es bei mir nicht auch schon an allen Ecken und Enden spürbar zwicken würde. Wie bei den anderen zivilisationsbedingten Erscheinungen sind die Auswirkungen schleichend in ihrem Dasein. Die Knochendichte beginnt zwar mit dem 35. Lebensjahr von Natur aus langsam abzunehmen, der springende Punkt ist aber, wenn es am Mineralhaushalt auf längere Zeit hapert, kann der Darm auch nichts Gutes absorbieren. Eine gebeutelte Biochemie ist die Folge, die durch Hormone zusätzlich verschärft werden kann. Die Qualität wird schlechter. So wie etwa Sehnen reißen, können die Knochen dann leichter brechen.

Vielleicht hast du schon bei älteren Menschen erlebt, dass scheinbar leichte Stürze oder Schläge an Ellenbogen trotzdem zu schmerzhaften Brüchen führen. Doch nicht nur bei älteren

Personen. Worauf ich hinaus möchte: Klappt es mit der Mineralaufnahme nicht, bilden sich Defizite und entzündliche Prozesse. Dann ist auch die sogenannte Darm-Knochen-Achse massiv gestört. Eine Erkenntnis, die mir die Augen öffnete. Übrigens können Verhärtungen in den Muskeln, geschwollene Körperstellen und auch Hautfalten, die du nicht mehr gut rollen kannst, auf Osteoporose hinweisen. Und zwar auf Osteoporose in den Weichteilen.

Darm und Immunsystem hängen zusammen. Das weißt du nach meinen bisherigen Zeilen und Erlebnissen bereits. Das aus einem guten Grund. Denn unser Körper bietet auch einer Darm-Immun-Achse ein zu Hause. Wenn den Entzündungen nun Tür und Tor geöffnet wird, durch genannte Fehltritte die absichtlich in Kauf genommen werden, häufiger jedoch unabsichtlich im Organismus werkeln, kommt es unweigerlich zu einer Immunantwort. Das ist doch etwas Gutes, oder nicht?

Das stimmt schon. Passieren hingegen Darmentzündungen auf längeren Zeitraum oder gar permanent, wird unsere gänzliche Vitalität, Kraft und Energie nach innen geleitet. Der Körper benötigt sie dort, um intern gegen die Widrigkeiten anzukämpfen. Tritt keine Besserung ein, gewinnen die Schädigungen Überhand. Das muss ich jetzt auch in aller Deutlichkeit sagen. Einer Folge treten wir mit LavaVitae dabei ganz besonders entgegen. Ist dir zufällig schon der Begriff des Löchrigen Darms begegnet? Ja? Falls du schon etwas vertrauter mit der Bezeichnung bist, wirst du wissen, dass darunter ganz viele Menschen leiden. Auch ich habe zu einem nicht unerheblichen Teil Bekanntschaft damit gemacht. Wenn du zum Ersten Mal davon hörst, wirst du auch in unseren Webinaren immer wieder mit dem Thema zu tun bekommen. In der Fachsprache wird dieses Syndrom bündig Leaky-Gut genannt. Kurz zur Erklärung: Die Fähigkeit der Darmschleimhaut, Stoffe aufzunehmen und gut zu verwerten, ist hier in einem großen

Ausmaß beeinträchtigt. Giftstoffe haben ein noch leichteres Spiel. Die Darm-Immun-Achse bekommt einen brisanten Stellenwert. Versuche dir das bildlich vorzustellen.

Das geschwächte Immunsystem lässt nämlich trotz Gegenwehr Erreger, Schadstoffe, aber auch größere Moleküle aus der Nahrung in unseren Blutkreislauf. Genau auf diese Stoffe und Keime antwortet das Immunsystem erst recht. Besser gesagt, es versucht dies mit allen Mitteln durchzusetzen. Es kommt zu einem Wechsel zwischen Immunantwort und Entzündung der Darmschleimhaut. Wäre dem nicht genug, können noch allergische Reaktionen entstehen, die in Unverträglichkeiten gegenüber bestimmten Nahrungsmitteln gipfeln. Ich weiß, das alles ist einmal sehr viel. Auch ich habe eine Zeit lang benötigt, um es richtig erfassen zu können. Ich gehe hier vermehrt in die Tiefe, denn werden solche Veränderungen nicht rechtzeitig erkannt, können die Entzündungen stetig wieder kehren. Chronisch werden! Wer dann immer noch nichts unternimmt, lädt etwa Multiple Sklerose oder Diabetes Typ 1 in seinen Körper ein. Sogenannte Autoimmunerkrankungen.

Ich habe leider einige Bekannte, bei denen ist genau das eingetroffen. Die Schutzschicht in deinem Darm wird es dir danken, wenn du schon im Vorfeld mehr darauf achtest. Wird dies verabsäumt, sterben schlicht zig Bakterien und der Organismus flutet sich selbst mit Stressbotenstoffen und eben den Entzündungen. Es ist wirklich keine erstrebenswerte Sache, den Darm bis zu seiner Durchlässigkeit zu quälen. Das sage ich jetzt bewusst so. Der Schutz zwischen Darmwand und unserem hochsensiblen Kreislauf des Blutes ist sehr wertvoll. Ausgewogene Mikroorganismen mitsamt den Bakterien zuträglich für unsere Darmgesundheit. Sind nämlich erst mal Giftstoffe aus der Umwelt in die Blutbahn gelangt, wandern sie von da an munter Richtung Gelenke, Muskulatur und andere Organe. Vielleicht ist jetzt auch die Osteoporose besser zu verstehen. Es geht einfach viel zu schnell und plötzlich sind es Jahre, an denen Schadhaftes unwissentlich sein Unwesen treibt und wir Krankheiten unter Umständen nicht mehr aufhalten können.

Sei nicht wie ich, der die ersten Anzeichen beiseite gewischt hatte. Agiere vorausschend. Ansätze und Wissen dafür findest du in den folgenden Kapiteln. Wenn ich eines in meinem Pfad bis zu den Zeilen hierher gelernt habe: Der eigene Körper ist der beste Lehrer. Wir haben durch die überfordernde Zivilisation nur verlernt, die Hinweise richtig zu lesen und auf ihn zu hören. Unternehmen wir etwas dagegen. Gemeinsam!

KAPITEL 3

Was wir gemeinsam für dein Wohlbefinden tun können

Es müssen wohl Jahre gewesen sein, die ich meinen Körper mit allen Belastungen alleine gelassen habe. Die zahlreichen leiseren und lauteren Rufe ignorierte. Für vieles muss ich im Nachhinein die Verantwortung bei mir selbst festmachen. Anderes wiederum kann ich der Unwissenheit meiner Jugendzeit und späteren alles überdeckenden Arbeitswut zuschreiben. Inklusive der falsch verankerten gesellschaftlichen Vorgaben. Das ständige unter Strom sein funktionierte so lange, bis die verschiedenen Gesichter, besser gesagt die Kombination der Umweltgifte eine zu große Fläche meines Organismus vereinnahmten. Mit einer spürbaren Schwächung von innen.

Heute kann ich ohne Zweifel behaupten, dass sie einen maßgeblichen Anteil an meinen Zuständen hatten. Diese schleichend, aber trotzdem mit Bestimmtheit weg von einer körperlichen und geistigen Beständigkeit brachten. All das habe ich hinter mir gelassen. Mein Befinden ist nun auf einem Kurs der Zufriedenheit. Die Aufarbeitung meiner bisherigen Absätze in diesem Buch haben mir unschätzbar auf dem Pfad geholfen. Um weitere Schlüsse zu ziehen, vieles beim Namen zu nennen und mit einigen offenen Dingen abzuschließen. Es tut gut zu wissen, dass es schaffbar ist. Den Körper wieder ins Lot zu bringen und mit ihm eine völlig neue und andere Denkweise zu beginnen, das tut einfach nur gut. Eine derartige

Last loszuwerden, erleichtert ungemein! Ich möchte meine ganz persönlichen Erfahrungen zur Erreichung dieses positiven Körpergefühls sehr gerne mit dir auf den nächsten Seiten teilen. Du musst dazu nicht die gleichen Fehler machen. Mein zuvor eingeschlagener Weg hat wahrlich genug davon begangen. Auch musst du es nicht alleine bewältigen. Siehe meine Zeilen als Anker und LavaVitae mit seinen Ansprechpartnern als treue Begleiter. Zu einem gesunden und zukünftigen Lebensstil, der auch dir zusteht. Davon bin ich mehr als überzeugt. Spätestens seit den Schilderungen aus meinen bisherigen Jahren weißt du, welchen immens wichtigen Anstoß das Zeolith für meine Gesundheit geleistet hat und immer noch tut. Es verkörpert für mich jedoch noch viel mehr. Ich habe diesem Naturwunder mein gesamtes weiteres Leben verschrieben, das ist kein Geheimnis. Meine Begeisterung füllt sich nach wie vor von Neuem, und das Tag für Tag. Wie das Glas Wasser, in dem ich meinen stärkenden Lavastein behutsam auflöse. Wenn du noch nicht weißt, was damit gemeint ist, mehr dazu etwas später.

Um besser zu verstehen, was mich daran so fasziniert, lade ich dich zunächst auf eine weitere Exkursion in meine Gedanken ein. Warum der Stein mir Gutes tut und dein gesundheitliches Befinden ebenfalls bereichern wird. Sofern er das nicht schon getan hat. Falls du die Wirkung selbst schon gespürt hast, komm trotzdem auf eine kleine Reise mit. Begeben wir uns zusammen auf eine Spurensuche in eine mystisch anmutende Atmosphäre. Begeben wir uns zusammen in die Urzeit!

Damals war die Welt gezeichnet von Aufruhr. Ungezügelte Naturgewalten gaben für Hunderte Millionen von Jahren das Zepter nicht aus der Hand. Ganze Gebirgsketten entstanden in ihrer reinsten Form. Kräfte wirkten, die heute kaum mehr nachzubilden sind. Wasser und Feuer in einem Tanz, so bezeichne ich es immer gerne. Vielleicht hast du schon einen Vulkanausbruch aus sicherer Entfernung beobachten können oder kennst wie ich Bilder aus Dokumentationen und Nachrichten. Dann hast du eine Idee, wie es sich zu der Zeit angefühlt haben muss. Ich entführe dich aus einem ganz bestimmten Grund in diesen frühen Teil der Erdgeschichte. Nicht nur, dass sie mich auf Anhieb in ihren Bann gezogen hat. Es hat sich noch etwas zugetragen. Etwas, das wir bei LavaVitae den Blueprint of Life oder die Blaupausen des Lebens nennen. Gib mir ein paar Zeilen, damit ich es näher beschreiben kann. Versuche dir für einen kurzen Moment gedanklich zu skizzieren, wie die flüssigen Lavaströme mit einem unaufhaltsamen Drang auf die riesigen Flächen des Urmeeres treffen. Lautes Getöse, ein Zischen und unbändiger Dampf! Das klare und pure Wasser kühlt die heiße Fracht innerhalb weniger Augenblicke hin zu einem Zustand der Starre.

Über 1000 Grad Celsius, durch die Kälte des Urmeeres regelrecht abgeschreckt. Etwas Erstaunliches passiert. Eine Siedereaktion wird in Gang gesetzt und der Lavastein entsteht! Zweifelsohne ein Gänsehautmoment. Durch die Verschmelzung natürlicher Bausteine geschieht jedoch mehr, als zunächst vermuten lässt. Stelle dazu folgende Überlegung an: Was wäre, wenn dieses Schauspiel der Natur Informationen zu speichern vermochte, dessen wir uns lange nicht bewusst waren? Etwa den Ursprung des organischen Lebens auf unserem Erdball? Von uns selbst? „Das kann doch nicht sein", mag jemand jetzt vielleicht denken. Lies weiter!

Der Schlüssel hierfür liegt ganz konkret in zwei Dingen. Die lebenswichtigen Mineralien sind dir bereits begegnet. Genau diese haben sich in das Innere des abgekühlten Gesteins verlagert. Geschützt und konserviert! Ich spreche von Silizium, Kalzium, Magnesium, aber auch Natrium und Kalium. Mittlerweile weiß ich, wichtig für unseren Knochenbau und mehr. Ohne diese Mineralien kann unser Organismus schlicht nicht funktionieren. Das alleine sehe ich schon als etwas sehr

Kostbares. Das nach wie vor Unglaubliche für mich, und jetzt komme ich zu dem zweiten Punkt, alles was zu jener Zeit an Information entstanden ist, ist auch heute noch tief im Zeolith gespeichert. Angefangen von den Bedingungen bis hin zu den Eigenschaften der Umgebung. Der Stein ist durchzogen von Ur-Information und verbindet uns Millionen von Jahren später wieder mit dieser.

Ich staune selbst, dass vor allem Silizium dafür verantwortlich ist. Gemeinsam mit dem Wasser bildet es eine wahre Speicherkammer für das Gedächtnis der Erde. Der Naturstein ist von diesen Informationen richtiggehend geformt und geprägt. Dabei handelt es sich keineswegs um Humbug oder Fantastereien. Die Mineralien und die Datierungen sind wissenschaftlich belegt. Zeolith wird nicht zufällig der Stein des Lebens genannt. Da ist meiner Ansicht nach sehr viel Wahres dran. Wir bei LavaVitae gehen sogar noch weiter und sind überzeugt davon, dass er den Ursprungszustand unserer Gesundheit seit Jahrmillionen in sich trägt. Die nährstoffreiche und unberührte Beschaffenheit des Wassers hat durch die Zusammenkunft mit den mächtigen geschmolzenen Gebilden der Landzungen für einen wahren Schatz der Natur gesorgt.

Du möchtest noch mehr vom Wasser wissen, sagst du? Kennst du zufällig die Wasserbilder des bekannten Japaners Masaru Emoto? Ja? Vielleicht kurz zur Auffrischung: Der studierte Wissenschaftler beschäftigte sich in den Neunzigerjahren mit Wasser und dessen Vermögen, Einflüsse aufnehmen und speichern zu können. Er stellte seine Forschungen mit unterschiedlich beschrifteten Gläsern voller Wasser dar und fotografierte diese anschließend. Zwar als Kunstprojekt, doch die Bilder sind erstaunlich. Suche in einer freien Minute im Internet danach, du wirst tolle Ergebnisse finden. Sein Ziel war es, das Aussehen von Eiskristallen und die Qualität des Wassers in Zusammenhang zu bringen. Was ich damit sagen möchte:

Wasser übernimmt Information. Das ist bewiesen und hat nichts mit Esoterik, sondern mit purer Naturwissenschaft zu tun.

Trinken wir es oder nehmen es in irgendeiner anderen Form zu uns, übernimmt das körpereigene Wasser diese Information. Das betrifft schädliche, aber eben auch gute Stoffe. So wie die wertvollen Teile des reinen Urmeeres, die nach wie vor im Lavastein gespeichert sind. Sind diese Dinge für dich nachvollziehbar? Bedenke, dass unser Körper zum größten Teil ebenso aus Wasser besteht. Für ein bestätigendes Aha-Erlebnis sorgte bei mir die Erkenntnis, dass es weltweit keine zwei gleichen Schneeflocken und auch keine zwei völlig identen Wassertropfen gibt. Trotz der großen Anzahl an Flüssen, Seen, Ozeane oder vom Eis bedeckten Gebiete. Alle sind geprägt von ihrem Weg und der ganz eigenen zur Verfügung stehenden Information. Nach diesen Beschreibungen muss ich gerade selbst ein wenig durchatmen. Vielleicht geht es dir jetzt so wie mir, wie ich vom ersten Buchstaben weg jegliche Berichte des Lavasteins in mich aufsaugte. Wie ein Turm wuchs meine Faszination nach oben, sie wächst immer noch. Mit jeder gelesenen Studie etwas mehr. Beinahe täglich lerne ich andere, weitere Eigenschaften des Zeoliths kennen. Und das, obwohl ich mich schon viele Jahre damit beschäftige. Dieses Kribbeln, diese Neugierde. Kann meine Gänsehautmomente gar nicht oft genug erwähnen, geschweige denn im Einzelnen aufzählen. Wie geht es dir damit? Bei dir auch? Vielleicht sogar genau in diesem Moment?

Tatsache ist, ohne Zeolith kein LavaVitae und auch kein Manfred Scherzer, der seinen Weg zur Gesundheit gefunden hat. Wer weiß, wie es sonst ausgegangen wäre. Das kann ich mit Fug und Recht behaupten. Vielleicht verstehst du an diesem Punkt schon etwas besser, warum mir die Begegnung mit dem Schatz der Natur so geholfen hat. Warum es mir auch sehr wichtig ist, dass so viele Menschen wie möglich davon erfahren. Ich möchte ein weiteres Mal etwas mehr in die Tiefe gehen. Einen Einblick geben, warum LavaVitae Produkte mir in den letzten Jahren ganz besonders geholfen haben und es nach wie vor tun. Allen voran meine Erlebnisse mit Vita Pure. Denn wie viele der wertvollen Menschen in unserem Netzwerk bin ich ebenfalls tagtäglicher Anwender.

Mein Ritual: Ich löse unser Medizinprodukt in einem Glas Wasser auf, indem ich es vorsichtig umrühre. Immer zu denselben Uhrzeiten. Mit jeder kreisenden Bewegung verbindet sich dabei das Wasser mit dem Zeolith. Ganz konkret mit dem Zeolith Klinoptilolith. Ich habe das Gefühl, es kommt wieder zusammen, was zusammengehört. Frisches Wasser, die Informationen im Lavastein und die Bahnen meines Körpers. Wie wirkt es nun bei mir? Bin mir sicher, diese Frage liegt dir auf der Zunge. Ich möchte damit auch nicht hinter dem Berg halten, sondern gleich in die Sache gehen. Wenn ich es kurz in Umrissen beschreiben müsste, hat es definitiv mit einer inneren Standfestigkeit und einer spürbaren Widerstandskraft zu tun. Das liegt zu einem großen Teil an einer Stärkung der Darm-Wand-Barriere, wie wir es im Unternehmen mit Wortlaut bezeichnen.

Genau an dieser Stelle hat sich bei mir ein Ansatz meiner Denkweise verändert. Den Begriff einer Barriere hatte ich in der Vergangenheit mehrheitlich mit Dingen verbunden, die mir einen Weg versperren und überwunden werden müssen. Vielleicht geht es dir da ähnlich. Jetzt habe ich erkannt, dass eine solche etwas sehr Gutes sein kann. Ja sogar etwas sein kann, das Schaden abwendet. Lass mich dir ein Beispiel geben, um meine Gedanken greifbarer zu machen. Wie ich auch hast du vermutlich ein Badezimmer zu Hause, das mit Fliesen versehen ist. Die Fugen in den Zwischenräumen sorgen dafür, dass das Wasser keinen Schaden am Haus oder in der Wohnung verursacht. Sie bilden eine Barriere. Soweit nichts Unbekanntes.

Stell dir nun vor, diese Fugen fehlen. Was wird passieren? Du kannst immer noch duschen, dich waschen oder den Boden aufwischen. Das Wasser wird jedoch zunehmend in die Abstände zwischen den Fliesen gelangen. Sich dorthin bewegen, wo es nicht sein soll. Anstatt an der Oberfläche zu bleiben, an der die Ableitung gut funktioniert und auch keine Beschädigung der Substanz geschieht. Wird dagegen nichts unternommen, wird das Badezimmer irgendwann nicht mehr zu verwenden sein. Schimmel und mehr macht sich breit und schließlich besteht auch für andere Räume eine Gefahr.

Führe dir jetzt deinen Organismus vor Augen. Lege die Situation des Badezimmers auf deinen Körper um. Was bedeutet das? Was bedeutet das, wenn solche Barrieren nicht mehr und nur mehr teilweise vorhanden sind? Ich muss klipp und klar vorwegschicken, dass Barrieren für sage und schreibe 99 Prozent unseres Schutzes und den Schutz des Immunsystems sorgen. Das war mir noch vor einigen Jahren absolut nicht bewusst. Angefangen von der Haut als Ganzes über die Mundhöhle, bis hin zu den Schleimhäuten im Magen-Darm-Trakt. Sind diese Schutzmechanismen geschwächt oder wie beim Badezimmer kaum mehr vorhanden, wird schrittweise Schaden zugeführt. Es muss repariert und regeneriert werden, um zu retten, was zu retten ist. Auch meine Erfahrungen in der Leinenfabrik passen hier als Vergleich. Wenn Arbeiter Löcher in ihren Arbeitshandschuhen hatten, dann kamen die Gifte und sauren Stoffe ungefiltert auf die Haut. Die Barriere war durchlässig. Das Brennen der Haut war dann nur der Anfang.

Wenn meine Beispiele jetzt allesamt tief in uns und innerhalb unseres Darms stattfinden, wird es heikel. Um den Gesundheitszustand ist es dann sehr schnell nicht mehr gut bestellt. Die Qualität, Sicherheit und Wirkung müssen gewahrt bleiben. Sowohl bei den Barrieren selbst, als auch in deren Pflege. So sehe ich das. Nicht nur auf meine Person bezogen, auch für deine ist es wichtig. Das steht für mich vollkommen außer Frage. Vielleicht hast du dich auch schon gefragt, was hier genau passiert, was Vita Pure nun genau in meinem Körper macht? In einem Satz: Es sorgt für eine physikalische Bindung von selektiven Schadstoffen im Magen-Darm-Trakt. Noch bevor diese negativ wirken können!

Noch bevor sie die Barrieren passieren können. Der enthaltene Zeolith ist dabei das stärkste natürliche Bindemittel für die Toxine. Unter uns: Ich sehe ihn sogar als wahres Saugwunder. Klingt das nicht großartig? Um dies etwas mehr auszuführen, du kennst bestimmt einen Schwamm. Wie er aussieht, wenn er in diesem Augenblick vor dir wäre. Oder von der Schulzeit her oder der Küche. Worauf ich hinaus möchte: Der Lavastein verhält sich ähnlich wie ein Schwamm. Wir nennen diesen Vorgang Nanoporöser Ionentausch. Falls du die Bezeichnung zweimal lesen musstest, ging mir anfangs gleich. Ist aber einfach zu erklären. Durch die Urzeit ist Zeolith voll von den wichtigsten Mineralien. Soweit sind wir schon auf einem gemeinsamen Stand. Die guten Stoffe sind geradezu aufgesogen worden. Durch den Ur-Prozess befinden sich die Mineralien nun in ganz kleinen Poren. Daher der Begriff Nano. Nehmen wir jetzt Zeolith durch Vita Pure zu uns, kommt es zu einem Austausch. So auch in meinem Körper. Das Gestein gibt die guten Mineralien in den Organismus ab und gleichzeitig saugt es zügig schädigende Stoffe tief in seine Struktur auf. Es streckt sich richtiggehend danach. Nach dem Mund gesprochen: Zeolith benötigt etwas, um etwas herzugeben. Das abermals erstaunliche ist, der Lavastein gibt die wichtigen Mineralien gerne her, wenn er etwas anderes findet, das er lieber bindet. Sprich, die aufgenommenen Giftstoffe! Wie etwa Quecksilber, Blei, Aluminium, Arsen oder auch speziell bei mir, die verschiedenen Pestizide.

Der Stein selektiert! Kühn behauptet könnte ich sagen, dass er auf eine gewisse Art denkt. Innerhalb weniger Stunden werden die aufgenommenen Unruhestifter ausgeschieden. Heute, nach Jahren der Anwendung, spüre ich dadurch eine massive Entlastung in meinem Stoffwechsel und eine Steigerung des Wohlbefindens. Zu verdanken den Mineralien mitsamt den notwendigen Spurenelementen, aber auch dem Dolomit, der ebenfalls in Pure enthalten ist. Wenn du zu denen gehörst, die jetzt zum allerersten Mal darüber lesen, wirst du vielleicht verwundert sein. Dolomit? Diese Gesteinsart ist gleichermaßen als wertvoll anzusehen. Sie liefert nicht nur Magnesium in idealer Form, sondern auch Kalzium. Das ist deshalb so besonders, da Kalzium den Ionenaustausch, also den Austausch zwischen den guten und den schädlichen Stoffen beschleunigt. Ich weiß, das ist jetzt wieder jede Menge Information, die im wahrsten Sinne einmal verdaut werden muss.

In unserer heutigen Zivilisation ist es leider so, dass die Schadstoffe gegenüber den positiven Mineralien überhandgenommen haben. Das Problem dabei ist, dass unser Körper mit den schlechten Stoffen arbeitet, bevor er so gar keine Versorgung zur Verfügung hat. Diese aus ihren Körperpositionen herauszulösen und mit Gutem neu zu besetzen, dabei hilft mir Vita Pure. Dabei kann es auch dir helfen. Die guten und positiven Mineralien dorthin zu befördern, wo wir sie haben wollen. Bevor ich es vergesse, das funktioniert auch vorab. Stichwort: Prävention! Bereits da leistet Zeolith gute Dienste.

Habe ich schon erwähnt, dass Silizium das zweithäufigste Element der Erde ist? Schon meine Mutter pflegte zu sagen: „In jeder Region wachsen die Kräuter, die die Menschen dort benötigen." Zeit ihres Lebens hat sie sich der Natur und der Gartenarbeit gewidmet und den Pflanzen das eine oder andere Geheimnis entlockt. Was sagt uns diese Weisheit nun, wenn zwei Drittel der Erdoberfläche aus Silikaten besteht? Aus den wertvollen siliziumhaltigen Gesteinen, so wie Zeolith Klinoptilolith eines ist? Die Natur gibt uns hier definitiv einen

Hinweis, der nicht unbeachtet bleiben soll. Dem vielmehr eine zentrale Bedeutung in unserem Wohlbefinden zukommt.

Silizium beeinflusst so viel mehr Körperfunktionen, als ich anfangs für möglich gehalten hätte. Wie du vielleicht auch, hatte ich mehrheitlich die Festigung von Fingernägeln, Zehennägel und auch die Kräftigung der Haare im Sichtfeld. Das ist natürlich richtig. Das Lungengewebe und somit unsere Atmung profitieren jedoch ebenso. Eine gesunde Mundschleimhaut ist auch davon abhängig. Erstaunlich, oder? Mir fällt gerade eine sehr persönliche Anekdote ein, die ich dir nicht vorenthalten möchte. In der kurzen Erzählung geht es um meine Zähne. Dazu muss ich einige Jahre zurückgehen. Mit Anfang 30 erreichte mich eine wahre Hiobsbotschaft. Bei einem damaligen Zahnarztbesuch stellte mich mein Arzt vor die Tatsache, dass ich unter einer erblich bedingten Parodontose leide. Viel konnte ich zunächst nicht damit anfangen. Als er die Diagnose ausführte, musste ich ordentlich durchatmen. Kurz gesagt, ich sollte mich ab dem Alter von ungefähr 50 Jahren auf meine Dritten Zähne einstellen.

Da mein natürliches Gebiss nach und nach locker und ausfallen wird. Aufgrund der familiären Vorbelastung. Ob ich nun möchte oder nicht. Ein vollendeter, schwerwiegender Umstand. Richtig abfinden konnte ich mich damit nicht, etwas aktiv dagegen tun allerdings auch nicht. Trotzdem ist seit dieser Nachricht etwas passiert, mit dem ich absolut nicht gerechnet habe. Etliche Jahre ist das Vulkanmineral fester Bestandteil in meinen täglichen Abläufen. Viele der gesundheitlichen Beweggründe für meine Wahl kennst du bereits. Das bei meinen Zähnen und meinem Gebiss ein so positiver Effekt zustande kommt, das wäre mir nicht im Traum eingefallen. Doch der Reihe nach. Mittlerweile habe ich einen anderen Zahnarzt, bei dem ich mich sehr wohl fühle, der auch meine erblich bedingte Parodontose bestätigte. Soweit nichts Neues. Dennoch jubelte ich nach den ersten

Sitzungen innerlich. Du wirst dich jetzt sicherlich fragen, warum. Ich kann meine Gefühle auch heute noch kaum beschreiben, als ich den folgenden Satz von ihm hörte: „Ich kann es mir nicht erklären, warum ihre Zähne so fest sitzen." Zwischen der ersten Diagnose und diesem Satz liegen mehr als zwei Jahrzehnte! Trotz zahlreicher Untersuchungen konnte der Mann diesen Umstand nicht schlüssig benennen.

Der Zahnarzt ist ausgezeichnet, das steht außer Frage. Noch heute bin ich bei ihm. Soll ich dir etwas sagen? Für mich ist die Situation eindeutig. Wie ich das meine? Zeolith! Davon bin ich felsenfest überzeugt. Das enthaltene Silizium hängt auch mit unseren Zähnen und dem Kiefer zusammen. Studien belegen, dass Zeolith signifikant mit einer Verbesserung der Osteoporose zusammenhängt. Wieso auch nicht hier? Für mich ist es schlicht sonnenklar. Ich sollte vielleicht auch erwähnen, dass meine Mutter bereits mit 40 Jahren ihre Zähne zur Gänze verloren hatte. Diese markante Zahl habe ich schon seit sehr vielen Jahren überschritten. Mich überrascht das Mineral einfach immer wieder. Das habe ich schon mehrfach geschrieben.

Wenn du es mir erlaubst, möchte ich noch etwas weiter über Vita Pure und das enthaltene Silizium sprechen. Mit dem verbesserten Stoffwechsel kommt auch eine bessere physische Leistungsfähigkeit einher. Eines der ersten Dinge, dich ich nach einigen Wochen der Zeolith Einnahme feststellen konnte. Die Sehnen, Bänder und Gelenke, allesamt erfahren eine Unterstützung. Auch Hautpartien können mit Silizium auf Vordermann gebracht werden. Das bestätigen immer wieder Forscher. Das sagt auch mein Spiegelbild mitsamt meiner Ausstrahlung, wenn mir ein Augenzwinkern an der Stelle gestattet ist. Nebenbei bemerkt wirkt sich das Silizium tatsächlich sehr positiv auf den generellen Zustand der Haut aus. Von den Experten wird dies gerne unter dem Begriff des Anti-Aging eingeordnet. Sicher hast du davon schon einmal gehört. Wie es dazu kommt? Silizium besitzt einen wasserbindenden Effekt und kann damit Alterserscheinungen bremsen. Altersfalten sind nämlich nichts anderes als trockene Haut, die über zu wenig Spannkraft verfügt. Gleichzeitig sorgt das Element auch dafür, dass das Bindegewebe nicht überwässert wird und im wahrsten Sinne in Schuss bleibt.

Im gleichen Atemzug nennt das Element auch die Fähigkeit sein Eigen, Schwellungen zu reduzieren. Eine herausragende Eigenschaft. Kurz gesagt, eine bedeutsame Wirksamkeit gegen Überschießendes ist vorhanden, die eine Balance wiederherstellen kann, bei mir auch wieder hergestellt hat. Nicht nur im Magen-Darm-Trakt. Somit ein wahrer Alleskönner! Mehr und mehr beginnen auch Therapien, Silizium für das persönliche Wohl einzusetzen. Kein Zufall, wie ich finde. Vita Pure spendet nun dem Körper das Element in Form von Siliziumdioxid, also genau so wie er es benötigt. Soll heißen, optimaler als es die Natur vorgesehen hat, kann es kaum mehr sein. Eine charmante Äußerung von Rene Tischhart, seines Zeichens unser geschätzter Geschäftsführer der Produktsparte, passt hier goldrichtig. Er meinte unlängst sehr treffend: „Silizium verhält sich wie ein Chorleiter für unseren Haushalt an Mineralstoffen." Ja, er hat absolut recht! Auch der renommierte Arzt und Wissenschaftler Dr. Karl Hecht beschreibt es nahezu ähnlich.

Ich möchte diese Aussage noch erweitern. Für mich ist es sogar Zentrum einer ganzen musikalischen Komposition. Mit unzähligen Sängerinnen und Sängern. Bildlich gesprochen. Denn das Element ist maßgeblich an der Bildung des Bindegewebes selbst beteiligt. Nicht nur an dessen Fürsorge. Das Bindegewebe führt wiederum eine Unmenge an Blutgefäßen durch unseren Organismus. Es kommt überall hin. Nervengewebe, Organgewebe und mehr. Stelle es dir als eine Art von Versorgungsnetz vor, mit dem auch Heilreaktionen ausgelöst werden können. Das hat auch sehr viel mit den Entzündungen zu tun. Die Energie der Mitochondrien, also der Energiestoffwechsel, das hängt genauso von Silizium ab. Das Element ist im Zusammenspiel mit dem Bindegewebe wie ein Gitternetz zu charakterisieren. Stell dir eine Spinne vor. Wie das Netz einer Spinne gibt es auch die kleinsten Informationen weiter, falls du dich noch an das Speichervermögen erinnerst. Mögen die Informationen auch noch so fein sein. Wie eben das Gebilde des tierischen Mehrbeiners, das Vibrationen von einer Seite zur anderen bringt. Nicht zu vergessen das Wachstum.

Die Forscherin Edith Muriel Carlisle bringt es auf den Punkt, indem sie sagt, dass es ohne Silizium schlicht kein Wachstum in unserem Körper gibt. Bei all meiner Schwärmerei über Silizium gibt es jedoch einen Wermutstropfen. Ab dem 25. Lebensjahr eines Menschen nimmt der Spiegel des Elements kontinuierlich im Körper ab. Wie du es bestimmt schon ahnen kannst, ein aufrechter Spiegel von Silizium wäre für unser Wohlergehen mehr als wünschenswert. Ein Pluspunkt von Vita Pure und den enthaltenen Stoffen. Der Silizium Haushalt ist seit meiner regelmäßigen Aufnahme auf einem ausgeglichenen Stand. Ich übertreibe hier keineswegs, ich schildere meine persönlichen Erfahrungen. Exakt so, wie ich sie erlebt habe und nach wie vor erlebe. Ich sage immer, auf einen Versuch ankommen lassen und selbst die Wirkung spüren. Die Begeisterung wird bestimmt nicht lange auf sich warten lassen.

„Die tägliche körperliche Entgiftung ist heute im Kampf gegen die explodierenden Zivilisationserkrankungen immer wichtiger geworden." Ein bekanntes Zitat von Frau Dr. Ilse Triebnig. Es beschreibt vor allem das sogenannte Detoxing. Vielleicht schüttelt der eine oder andere jetzt den Kopf. Ich muss auch zugeben, der Begriff ist gelinde gesagt von den verschiedensten Firmen und Konzernen bis zu seinem Zenit überstrapaziert worden. Ich kann niemanden verübeln, wenn er diesen nicht mehr hören kann. Für mich ist dieser Ausdruck jedoch nicht einfach nur hip, er ist schlicht eine Notwendigkeit. Er umfasst einfach so viel Wichtigeres, als eine angesagte Aufzählung in einer Menükarte irgendeines Szeneklubs. Denn Entgiften, nichts anderes heißt Detox, ist alleine schon wegen der immensen Menge an Umweltschadstoffen eine dringliche Sache. Nicht irgendwo auf der Welt, sondern auch direkt bei uns in Europa. Das kann ich gar nicht oft genug unterstreichen.

Wie du bereits weißt, fällt darunter nicht nur die radioaktive Belastung oder die Verunreinigung durch Pestizide, sondern auch Zusatzstoffe in der Nahrung. Denn diese wird nicht selten bereits in ihrer Herstellung schon mit allerlei Stoffen versehen. Von Experten aus der Agrarwirtschaft habe ich zudem erfahren, dass es in den angebauten Pflanzen über die Jahre zu einer Abnahme der Vitalstoffe gekommen ist. Heißt so viel wie, dass etwa Kartoffeln oder Brokkoli nur mehr die Hälfte ihres ursprünglichen Gehalts besitzen. Gebietsweise noch weniger. Stell dir vor, wir versuchen mit guter Nahrung den häufig unverträglichen Zusatzstoffen entgegenzutreten, und nicht wissend schlagen die Versuche fehl. Weil sie nicht mehr so kraftvoll mit Vitaminen ausgestattet sind, wie noch vor einigen Jahrzehnten.

Hier glänzt die Zivilisation mit Handel & Co abermals nicht. Der Grund? Unsere wertvollen Böden werden mehr und mehr ausgelaugt, sind es zu großen Teilen auch schon. Es wird auf Biegen und Brechen immer mehr Ertrag aus dem gleichen Stück Boden regelrecht herausgepresst. Hinzu kommt noch eine einseitige Düngung, also ein Übermaß von ein und demselben. Eine Vielfalt natürlicher Nährstoffe? Die kommt schlicht nicht mehr nach. Kann sie auf gewissen Böden auch gar nicht mehr. Mit all diesem Tun kommt noch ein zweites Problem einher. Ökologische Rhythmen kommen ebenfalls aus dem Gleichgewicht. Damit meine ich beispielsweise das

Grundwasser, das bei seinem Aufstieg an die Oberfläche wertvolle Stoffe aufsammelt und in die Wurzeln der Pflanzen trägt. Das passiert in etlichen Bereichen gar nicht mehr oder vermengt sich eben mit Zusätzen, die wir in Wahrheit nicht haben wollen.

Bin mir sicher, du hast bestimmt schon Tomaten gegessen, die dir geschmacklos vorgekommen sind. Ich habe mir erklären lassen, dass der künstliche Stein dafür verantwortlich ist, auf dem sie herangezüchtet werden. Gegossen wird mit einer sehr einseitigen Nährlösung. Im Scherz wird gerne gesagt, dass es sich dabei um die ideale Prozedur handelt, Wasser schnittfest zu machen. Mithilfe dieser Art von Tomaten. Ich spreche hier von den Böden, der Vielfalt und den Nährstoffen, da unsere Körperbalance mitsamt dem Detoxing unweigerlich damit zusammenhängt. Schadhaftes soll raus, besser noch, es soll gar nicht erst weit in unserem Organismus voranschreiten. Durch die Reduktion an Vitalstoffen auf der einen Seite, bedarf es einer soliden Mineralisierung auf der anderen. Mittlerweile hege ich im Umgang mit meinem Essen und der Auswahl von Nahrungsmitteln wesentlich mehr Sorgfalt, als damals in meiner Zeit der alles vereinnahmenden Hektik. Ich bin wahrlich kein Profi in der Erstellung von Ernährungsplänen, zähle auch nicht jede Erbse einzeln. Gönne mir ab und an auch etwas Ungesundes. Was ich aber für mein positives Körpergefühl geändert habe, sind meine Abläufe, Rituale und Handlungsweisen. Dazu zählt auch die Integration von Zeolith in meine lieb gewonnenen Gewohnheiten. Mein Essen wähle ich bewusster. Das klappt, benötigt natürlich eine gewisse Zeit in der Umsetzung.

Wo ich nicht um schlechte Stoffe herum komme, hilft mir Vita Pure. Es wehrt vieles ab und tankt mich mit einer kräftigenden Wirkung wieder auf. Eine Umstellung, die bestimmt auch bei dir klappt. Übrigens, meinen Konsum von Aufputschmitteln und gut mit Zucker versehenen Genussartikeln habe ich genauso merklich reduziert. Um länger durchzuhalten, wird nur allzu gerne danach gegriffen. Ich bildete dabei keine Ausnahme. Ich möchte anmerken, dass ich mir eine Reduktion und kein Verzicht zu hundert Prozent auferlegt habe. Oder gar ein Verbot. Selbst auferlegte Verbote schaffen nur zusätzlich Druck. Es ist doch viel besser zu dürfen, wenn ich es möchte, als ein Nein von vornherein. Das Verlangen wird beinahe wie von selbst weniger.

Ich möchte, besser noch, ich muss über einen anderen Punkt ebenfalls sprechen. Und zwar über die weitere Veränderung meiner Verhaltensweisen. Die sich in einer angenehmen Wechselwirkung mit Zeolith und seinen Inhaltsstoffen befinden. Du erinnerst dich bestimmt noch an meine Schlafproblematik. An den unerträglichen Schlafmangel, der mein Immunsystem zusätzlich strapazierte. Stress, Arbeit und, und, und. Hier habe ich gezielte Schritte gesetzt, auch Routinen auf den Weg gebracht. Und ja, auch das hat meinem Wohlbefinden richtig gutgetan. Tut es immer noch. Es hört sich jetzt vielleicht unspektakulär an, aber neben den gleichbleibenden Zeiten für das Aufstehen und zu Bett gehen gehört für mich ein Abendspaziergang nun zur täglichen Regelmäßigkeit. Sprich, moderate Bewegung, bei der ich meine Gedanken baumeln lassen kann. Sollte es einmal wirklich nicht klappen, schafft mein Lieblingsplatz am Ossiachersee Abhilfe. Bitte nur keinen intensiven Sport mit Laufeinheiten und mehr! Ich meinte, eine solche am Abend machen zu müssen. Weil ja genau genommen keine Zeit dafür vorhanden war und alles auch schnell gehen musste. Du kannst dir vorstellen, dass ein Scheitern in puncto ruhiges Einschlafen klopfend in der Türe stand. Eine andere Sportart hingegen hilft mir auf eine Art und Weise, die über das Guttun weit hinaus geht. Dazu schreibe ich in einem späteren Kapitel etwas mehr, weil damit für mich persönlich auch viel Wandel und Lebensqualität einhergeht.

Bevor ich mich an dieser Stelle zu viel verplaudere, wo waren wir?

Ach ja, welche Dinge ein gutes Einschlafen noch begünstigen? Über mein Ritual mit Zeolith weißt du bereits Bescheid. Ein anderes abendliches Vorgehen betrifft mein Handy und meinen Computer. Was genau ich mit ihnen mache? Nichts! Absolut nichts mehr ab einer gewissen Uhrzeit. Ich schalte sie bewusst ab. Wie lange habe ich zu denen gezählt, die noch im Bett weiterarbeiteten. Nur noch eine letzte E-Mail checken. Kommt dir das bekannt vor? Es geht auch ohne diesen wichtigen Blick zu später Stunde. Die Ruhe wird es dir danken. Überhaupt müssen Mails nicht ständig und rund um die Uhr geprüft werden. Das ist einfach ein Fehlglaube. Wichtig war für mich bei meiner Umstellung, meine Person nicht zum Schlafen zu zwingen. Klingt im ersten Moment vielleicht etwas merkwürdig. Lass mich es näher erklären. Ganz und gar nicht zielführend war für mich nämlich, im Bett zu liegen und ununterbrochen mit der Denkweise gequält zu werden, ich müsse sofort einschlafen. Ständig mit den kreisenden Worten im Kopf, dass ich am nächsten Tag für irgendein Meeting ausgeruht zu sein habe. Darum heißt es einschlafen! Jetzt, sofort! Forscher beschreiben dieses Denken tatsächlich als selbst auferlegten Schlafdruck. Genau ein solcher muss doch herausgenommen werden, sagst du? Richtig!

Ich begann gleich bei den ersten Versuchen mit dem Lesen von leichter Lektüre, manchmal auch dem Lösen von Kreuzworträtseln. Etwas Ermüdendes, wenn du verstehst. Das klappte gut! Vor Jahren habe ich auch einen sehr nützlichen Tipp bekommen, der seitdem in meiner Gewohnheit im wahrsten Sinne Platz findet. Ist dir ein Grübelstuhl bekannt? Kannst du dir darunter etwas vorstellen? Dabei handelt es sich um einen Sessel, der etwa im Wohnzimmer oder in der Küche steht. Bei mir ist es ein Rattansessel, der im Wintergarten in einer Ecke weilt. Es kann ein beliebig gewählter Sitzplatz sein, der idealerweise für die weitere Nutzung immer gleich bleibt. Wenn ich nun von der Schlaflosigkeit gepackt werde, dann setze ich mich auf den Sessel und lasse den Wachmacher Gedanken freien Lauf. Der Schlüssel bei alledem ist, dass die Probleme beim Aufstehen auf dem Platz gelassen werden. Über die Jahre habe ich diese Vorgehensweise häufig genutzt. Ich nutze sie auch heute noch, wenn mich etwas vom Schlafen abhält. Probiere es ebenfalls aus! Für mich macht es in meinem Kopf einen spürbaren Unterschied. Und natürlich: kein Koffein mehr am Abend. Das war in meinem vergangenen Lebensstil gang und gäbe. Schließlich wollte jede Minute genutzt werden. Auch wenn sie in die Nacht hineingegangen ist. Grundsätzlich ist mein Schlaf durch die vielen Änderungen und Zeolith sehr viel besser geworden. Bei der richtigen Matratze und Schlaftemperatur kann ebenfalls noch die eine oder andere Schraube gedreht werden. Es lässt sich einfach so viel mehr Qualität ins Leben holen, wenn Dinge und Sichtweisen eine Änderung erfahren. Ja, auch das ist eine Arbeit. Der Lohn könnte aber wunderbarer nicht sein.

Ich möchte die letzten Zeilen dieses Kapitels nutzen, um noch etwas mehr über meine Schwelle zum Burnout zu sprechen. Speziell über Vorkehrungen und Perspektivenwechsel, damit ich kein zweites Mal in meinem Leben an einen solchen Punkt komme. Und andere auch nicht. Auch du nicht, wenn du diese Seiten liest. Die Folgen ziehen sich nämlich über Monate bis teils Jahre hinweg. Wenn du damit noch nie in Berührung gekommen bist, vielleicht können dir die Zeilen helfen, ein Gefühl dafür zu bekommen, eine Feinfühligkeit zu entwickeln. Wenn du damit schon mehr in Kontakt gekommen bist, als dir lieb ist, sind dir meine beschriebenen Symptome in den Passagen vermutlich bekannt. Es soll einfach so gut wie möglich vermieden werden, dass andere vor den gleichen gesundheitlichen Fehlentscheidungen stehen. Fehlentscheidungen gegenüber dem eigenen Körper, wie ich sie am laufenden Band vollzogen hatte. Denn ganz ehrlich, es ist es schlicht einfach nicht Wert, den Organismus dorthin und darüber hinaus zu bringen. In diesen Zustand der körperlichen, geistigen und auch tiefen emotionalen Erschöpfung. Welchen ich bis zu einem fortgeschrittenen Grad erfahren habe.

Eines ist mir an dieser Stelle sehr wichtig: Bitte hadere nicht mit dir selbst, wenn es um Hilfe geht. Ich meinte es auch sehr lange, alles selbst stemmen zu müssen und rund um die Uhr für alles und jeden verfügbar zu sein. Es wird ja schließlich so erwartet. Ich sage dir ganz direkt, es ist ein weiterer Irrglaube, das zu denken. Auch daran zu denken, man sei schwach, wenn andere um Unterstützung gebeten werden. Ganz im Gegenteil. Nicht immer ist es im Eigenantrieb möglich, das Übel selbst an der Wurzel zu packen. Das gilt vor allem bei akuten Symptomen, bei denen eine schnelle Intervention gefragt ist. Heute gibt es zudem viel mehr Möglichkeiten, wie noch zu meiner heiklen Zeit. Auch wenn nach wie vor bei vielem Tabu mit dabei ist. Ein Grund, warum wir bei LavaVitae mit Herzblut hinter der Gemeinsamkeit und der Zusammenarbeit stehen. Um nochmals ehrlich zu sein, in ein Burnout zu gelangen, davor ist niemand gefeit. Belastungen können so unterschiedlich sein, auch reagiert jeder Mensch anders.

Vieles in der Zivilisation kann uns krank machen. Mangelt es unserem Körper auch nach Mineralien und guten Inhaltsstoffen, dann schlägt es sozusagen doppelt ein. Zu viel Idealismus, Überempfindlichkeit und das übereifrige Verlangen nach schwer erfüllbaren Werten können ihr übriges zu dieser brisanten Mischung beitragen. Wie ich die Symptome zu meiner Burnout Schwelle nun überwunden habe und wie ein eventuelles Vorbeugen gelingt?

Ich habe begonnen, viel mehr auf meine Bedürfnisse zu achten. Ab dem Zeitpunkt, an dem ich wesentliche Zustände benennen konnte, war auch eine aktive Änderung möglich. Was genau ist wirklich wichtig? Geht es ausschließlich um Aufstiegsmöglichkeiten? Prestige? Die Erlangung von materiellen Gütern? Damit du mich hier richtig verstehst: Nach Materiellem zu streben, sich etwas zu leisten, das ist völlig in Ordnung. Nur muss immer dafür bezahlt werden. Ich rede hier nicht ausschließlich über Geld. Vielleicht wird es mit der folgenden kurzen Geschichte noch nachvollziehbarer, worauf ich hinaus möchte. Schon seit ich ein kleiner Knirps war, wollte ich einmal in meinem Leben einen Lamborghini fahren. Mit dem Flitzer aus Sant'Agata Bolognese einige Straßenkilometer zurücklegen. Jahrelang malte ich mir in meiner Fantasie aus, wie es sein könnte. Wie es sein wird. Wie großartig sich das Lenkrad und die Sitze anfühlen. Nicht zu vergessen der Klang des Motors und das Röhren des Auspuffs. Am Höhepunkt meiner Finanztätigkeit war es dann soweit! Da stand er nun, der Sportwagen in all seiner Pracht. Ich hatte es geschafft. Ein wahr gewordener Kindheitswunsch!

Ich hatte mit allen Konsequenzen darauf hingearbeitet, diesen Traum in Erfüllung zu bringen. Ich stieg ein, drehte den Zündschlüssel, tippte auf das Gaspedal und lies die wahr gewordenen Vorstellungen auf mich wirken. Ein grandioser Zustand, der plötzlich real war. Ich, Manfred Scherzer in so einem Traumwagen! Die ersten Tage waren der pure Wahnsinn. Adrenalin, Endorphine, einfach toll. Nach etwas mehr als drei Monaten vermisste ich allerdings etwas. Wo blieb genau dieses besagte Gefühl meiner langjährigen Annahmen? Das Gefühl der Aufgeregtheit und die Freude über den Besitz, die ich mir über die lange Zeit vorgestellt hatte? Anstatt jeden Tag elegant im Auto zu sitzen und freudestrahlend über die Autobahnabschnitte zu düsen, stellte sich eine drückende Ernüchterung ein. Fast schon eine emotionale Müdigkeit, was die Freude anbelangt. In regelrechten Gedankenblitzen drängten sich nämlich meine wartenden Termine in mein Bewusstsein. Bei jeder einzelnen Fahrt. Ich musste noch dieses tun und jenes tun, so mein Glaube. Ich stellte zunehmend fest, dass die Voraussetzungen für einen

Genuss des Sportwagens nicht mehr in der Art gegeben waren, wie ich sie in meiner Fantasie immer ausgemalt hatte. Wie ich sie in den ersten Wochen mit dem neuen Auto hatte. Besser gesagt, ich sorgte selbst dafür, dass die Voraussetzungen in der kurzen Zeit verblassten. Ein Umstand, der natürlich zu einem großen Teil auf meine eigene Kappe ging.

Mein Arbeitsleben vermochte die tiefe und innige Freude meines Kindheitstraumes zu diesem Zeitpunkt zu verdrängen. Vermutlich eine weitere Facette des Preises, den ich durch mein Handeln zahlen musste. Mein über allem stehendes Tun, mein körperlicher Alarmzustand, dieser üble Cocktail führte dazu, dass die Überholspur mich auch bei diesem Erlebnis zügig zu überholen begann. Ich hatte mich dermaßen selbst verkauft, dass sich nach nur wenigen Monaten alles nicht mehr echt und real anfühlte. Damit hatte ich absolut nicht gerechnet. Bitte verstehe mich jetzt nicht falsch. Träume zu verfolgen ist wichtig und etwas tolles, auch für einen gewissen Zeitraum über seine Grenzen zu gehen. Allerdings hatte ich in den Jahren davor mit einem regelrechten Raubbau meines Körpers den Weg bis hierhin bezahlt. Mehr noch. Ich war genauer gesagt nach wie vor mit einem solchen Eifer dabei, dass ich die speziellen Augenblicke mit meinem Auto auf lange Sicht nicht genießen und wahrnehmen konnte.

Ich habe es schon einmal geschrieben und sage es noch mal, es ist absolut kein Zuckerschlecken, wenn ein zu viel zu einem zu viel wird. Du musst gut für dich selbst abwägen, ob es den Preis wert ist, der dafür bezahlt wird. Bedingungslos mit der Gesundheit zu zahlen, wird mit einem Erwachen quittiert, das ganz und gar nicht angenehm ist. Stehst du den gewählten Pfad zu deinem Traum durch, vergisst dabei die Umsicht und Balance nicht, dann wird der Lohn dir eines der besten Gefühle schenken, die du in deinem Leben kennenlernen wirst. Das möchte ich hier in jedem Fall festhalten. Träume, fühle, setze die passenden Schritte! Ich bin mir sicher, ich werde meinen Traum mit einem Sportwagen unter anderen Vorzeichen eines Tages weiterverfolgen. Dann jedoch mit mehr Vernunft im Rücken.

Wo war ich? Ach ja, was nun wirklich wichtig ist? Mein Körper hatte seine Antworten auf Fragen wie diese mit Vehemenz in den Mittelpunkt gerückt. Gesundheit zuerst und von da an weiter. Auch wenn es zunächst schwierig erscheint. Dem Bedürfnis nach Wohlergehen einen sehr hohen Stellenwert zuzuschreiben, ist der erste Schritt in gemäßigtere Umstände und Zustände. Burnout kann immer auch aus einer Frustration heraus entstehen. Bei mir ging es hin zur beschriebenen Schwelle, weil eben genau der Körper nicht mehr so funktioniert hatte, wie ich das egoistischerweise von ihm erwartete. Eine Art Dauerbetrieb. Das sorgte gemeinsam mit allen anderen Umständen für Frust.

Heute plane ich bewusste Auszeiten, lebe die Entschleunigung in alle Lebensbereiche hinein. Was nützt es mir, mich zu zerreißen? Vielleicht für einen kurzen Moment etwas Brauchbares, auf lange Sicht nichts außer Kummer. Denn eines kann ich mit Sicherheit sagen, der negative Stress ist einer der größten Burnout Treiber, den wir uns in der Gesellschaft selbst auferlegt haben. Schon vor Jahren habe ich damit begonnen, aktives Stressmanagement zu betreiben. Als eine Art Prophylaxe. Damit ist eine Prävention gemeint, die beispielsweise Entspannungstechniken enthält. Autogenes Training kann hier ebenso dabei sein, wie auch gezielte Muskelentspannung. Es ist wirklich zu empfehlen, sich ein wenig damit zu befassen. Zugegeben, ich habe auch sehr lange gedacht, dass so etwas nur verschenkte Zeit sei. Es ist genau anders herum. Dir wird damit bewusstere Zeit geschenkt!

Gerade fällt mir auch ein, dass Bekannte von mir ein Stresstagebuch angelegt haben. In kürzester Zeit war es ihnen möglich, Stress und damit zusammenhängende Situationen punktgenau zu identifizieren. Ein spannender Zugang, wie ich finde. Noch etwas habe ich gemacht, dass eine sehr große Wirkung zeigte. Lass mich dazu nochmals kurz auf ein vergangenes Kapitel zurückblicken. Ich habe ja meinen damaligen sehr ausgeprägten Hang zum Perfektionismus erwähnt. Er hat mich im Inneren angetrieben, ja regelrecht voran gepeitscht, dass es zu einer Überforderung kam. Ja, kommen musste! Beinahe eine Einbahnstraße. Gemeinsam mit meiner Organismus-Rebellion. Und auch gemeinsam mit der Auffassung, es allen recht machen zu wollen. Die Gesellschaft und ihre Konventionen, wie du bereits weißt. Weil, was sollen denn die anderen von mir denken, wenn ich nicht dem oft beschworenen geschäftlichen Ideal entspreche. Also dem nicht offiziell ausgesprochenen, aber dennoch herrschenden Ideal in der Privatwirtschaft.

Was ich getan habe? Worte und Sätze wie „Sei perfekt!" oder „Mache es unbedingt allen recht!" aus meinem Denken verbannt. Die inneren Antreiber sozusagen entmachtet. Ich kann dir sagen, einfach war das nicht. Es kann jedoch gelingen! Sind es bei dir vielleicht ähnliche Sätze? Oder ganz andere? Wichtig ist, versuche solche Sätze aus deinem Kopf zu bekommen. Es wird so viel Energie dafür verschwendet, diesen Sätzen gerecht zu werden. Eine Strategie dafür kann beispielsweise sein, indem du die Sätze auf ein Blatt Papier schreibst. Knülle daraufhin das Papier zusammen und werfe es ganz bewusst in den Abfalleimer. Kommen die Sätze erneut in deine Gedanken, mache das wieder. Es ist zwar nur symbolisch, doch im gleichen Atemzug passiert auch eine Art von Entgiftung in deinem Kopf. Verstehst du, worauf ich hinaus möchte? Es spricht nichts dagegen, es einmal selbst auszuprobieren. Fest steht, dass mit der Entdeckung des Vulkanminerals, dessen regelmäßiger Einnahme und durch die weitere Integration von Vita Pure in meinem Leben auch eine Stärkung der Selbstakzeptanz gekommen ist.

Vorher war der Großteil meines Selbstbewusstseins überwiegend von der Rolle des Selbstständigen im Finanzsektor geprägt.

Die Stationen in meinem Leben hatten viel dazu beigetragen. Als der Körper nachgegeben hatte, ich weiterführend auch die Leistungsfähigkeit nicht mehr an den Tag legen konnte, all das begann mit Gewalt an mir zu sägen. Und zwar an meinem zu dieser Zeit mitschwingenden Selbstverständnis. Durch meinen eingeschlagenen Weg mit LavaVitae habe ich zu einer idealen Selbstakzeptanz mitsamt Selbstbewusstsein gefunden, die vor allem durch Gesundheit definiert ist. Nicht ausschließlich über Erfolge. Kein Gefühl mehr der Selbstausbeutung, und schon gar nicht einer etwaigen Ausbeutung anderer. Das ist sowieso ein rotes Tuch für mich. War es schon immer. Allerdings für viele andere in der Geschäftswelt nicht. Ein weiteres Credo von mir: Wer gesund ist, stärkt sich selbst und sein Auftreten. Für etwas brennen und felsenfest an Dinge zu glauben, das mache ich auch heute noch. Die Gefahr eines Überengagements durch fehlgeleitete Auffassungen, wenn ich es so bezeichnen darf, eine solche habe ich jedoch entschärft.

Meine Lebensziele habe ich ebenso viel klarer definiert. Sowohl privater als auch wirtschaftlicher Natur. Ein weiterer Marker, um nicht noch einmal an die Schwelle eines Burnouts zu gelangen. Kaum etwas kostet mehr Energie, als kräftezehrende Projekte. Bei denen sich salopp gesagt verzettelt wird. Da wirst du mir mit Sicherheit zustimmen. Je gesünder die eigene Lebensweise gestaltet wird, desto besser kann sich auch gegen ein Burnout gewappnet werden. Klingt vielleicht sehr idealistisch. Es ist allerdings jede Menge Wahres in dieser Formulierung. Und ja, es waren dafür viele verschiedene Puzzlestücke notwendig, um zu meinem heutigen Wohlbefinden zu kommen. Von der ausgewogenen Ernährung, über regelmäßige Bewegung bis hin zur Entgiftung und der Unterstützung für meinen Darm durch Zeolith. Auch wenn mein Weg bis hierhin mit zahlreichen Hürden und Beschwerlichkeit versehen war, ich könnte heute froher nicht sein, das alles durchgestanden zu haben. Damit auch dir zu zeigen, dass es möglich ist.

Wir bei LavaVitae haben aus diesen Gründen Strukturen geschaffen, damit Burnout und Überforderung durch negativen Stress in die Schranken gewiesen werden. Diese haben viel mit Autonomie, Zeitmanagement und realistischen Erwartungshaltungen zu tun. Mehr möchte ich an dieser Stelle noch nicht verraten, denn zu LavaVitae selbst findest du in diesem Buch noch ein ganz eigenes Kapitel. Du darfst gespannt sein, denn das Wohlergehen aller unserer Kunden und Partner ist uns wichtig. Dein Wohlergehen ist uns wichtig!

KAPITEL 4

Im gemeinsamen Boot mit dem Weltmarktführer

Was dabei herauskommt, wenn Know-how, Wissenschaft, Sorgfalt, viele tolle Menschen und ein ausgeklügelter Produktweg aufeinandertreffen? Stolz! Du hast richtig gelesen. Stolz! Einen solchen fühle ich. Das bin ich durch und durch, wenn ich auf die letzten Jahre und das gemeinsame Engagement blicke. Einen großen Anteil daran hat unsere engmaschige Kooperation mit dem Weltmarktführer. Schon der erste Kontakt mit dem Lavastein dieses Unternehmens hatte mich damals von der Eignung vollends überzeugt. Wenn der Pfad auch anfangs mit der einen oder anderen Hürde versehen war, so verspüre ich heute eine beinahe unbeschreibliche Freude. Eine Freude, hier eine Zusammenarbeit aufgebaut zu haben, die auf gegenseitiger Wertschätzung, Respekt, Inspiration und großem technischen Können beruht. „Es geht jedes Mal ein Rauschen durch die Büroräumlichkeiten, wenn Manfred von einem Treffen zurückkommt."

Diesen Satz höre ich öfters, wenn ich nach einem Meeting mit der Geschäftsleitung des Weltmarktführers durch unsere Eingangstüre schreite. Und ja, es ist wirklich so, dass ich jedes einzelne mal mit so einer derartigen Schaffenskraft und Faszination zurück in mein Büro gelange, was soll ich sagen, dass es mich kaum auf meinem Sitz hält. Nicht selten schwappt diese positive Stimmung bei uns von Zimmer zu Zimmer. Eine charmante Aufgeregtheit, wenn du verstehst, was ich meine. Es tut einfach gut zu wissen, der eingeschlagene Weg wird mitgetragen. Mehr noch. Er trägt die Motivation in Business

Bereiche, die ich vorher nicht für möglich gehalten hätte. Ich spreche nicht nur von meinem, sondern auch von dem positiven Antrieb anderer. Damit meine ich auch dich mit deiner ganz persönlichen Begeisterung in diesem Augenblick, die bestimmt auch fühlbar ist. Trägst du den Weg ebenfalls mit? Kannst du dir das vorstellen? Die qualitativ hochwertigen Herstellungsstrukturen des Weltmarktführers setzen dabei die höchsten Standards und beginnen mit ihren Maßstäben dort, wo andere aufhören. Dazu erzähle ich dir im kommenden Absatz noch genaueres. Das ist nicht zu unterschätzen, denn sie bieten damit eine Basis, auf die ich mich verlassen kann. Welche besseren Voraussetzungen könnten es also für unseren Premium Zeolith in Vita Pure geben, als eine solche Kooperation?

Erst durch diese Strukturen kann unser Produkt die Menschen in der exzellenten Beschaffenheit erreichen, der wir uns bei LavaVitae verpflichtet fühlen. Eine Beschaffenheit, die bestehende Kundinnen und Kunden von ihm auch erwarten dürfen. Zugegeben, auch sollen! Und viele von ihnen seit unserem Start mit den ersten zugeschickten Paketen schätzen. Genau das macht den Unterschied aus. Du musst dir zunächst auch bewusst sein: Den Produkten, allen voran Vita Pure, liegt eine jahrzehntelange Forschung zugrunde. Mit einem hohen zweistelligen Millionenbetrag als Investitionsvolumen! Vielleicht bist du jetzt etwas erstaunt. Ich traue mich an dieser Stelle kühn zu sagen, dass global gesehen wohl niemand mehr Studien nach dem sogenannten Goldstandard in diesem Segment vollzogen hat, als der Weltmarktführer. Niemand anderes hat die Möglichkeiten des Lavasteins mehr unter die Lupe genommen. Und ist nach wie vor dabei, noch mehr Wissen zu generieren. Das ist ein sehr wichtiger Faktor, wenn es um die Sicherheit geht. Ebenso ein Erfahrungsschatz, der frei nach dem Mund gesprochen gewaltig ist. Nicht nur von dessen charismatischem Gründer, sondern auch von jeder und jedem einzelnen der Belegschaft.

Ich lerne beinahe täglich Neues dazu. Was genau mit einem Goldstandard gemeint ist, fragst du? Das habe ich mir in der Tat genau erklären lassen. Konkret geht es hier um die saubere Planung und Durchführung von solchen Studien, damit diese auch eine Aussagekraft und Nachvollziehbarkeit bekommen. Das ist deshalb wichtig, damit nicht irgendjemand etwas ganz ohne jeglichen Nachweis behaupten kann. Etwa über die Wirkungsweise eines Medikamentes oder eben auch Zeolith. Soll heißen, beginnt eine Untersuchung, erfolgt zunächst eine Zuordnung der Sache, die überprüft werden soll. Das geschieht per Zufallsprinzip! Warum? Um eine etwaige Befangenheit der Personen auszuschließen, die eine derartige Studie durchführen. Für mich ein spannendes Aha-Erlebnis. Und, dass anderweitige Einflussfaktoren ebenfalls gleichmäßig verteilt werden. Ergebnisse einer Studiengruppe werden dann mit den Ergebnissen einer sogenannten Kontrollgruppe verglichen. Damit werden etwaige Unterschiede sichtbar gemacht. Häufig werden auch Placebos verwendet, um der Wirksamkeit auf die Spur zu kommen. Den Begriff hast du bestimmt schon einmal gehört. Sie dienen als Kontrollsubstanz und müssen keinen originalen Wirkstoff mit an Bord haben. Dieses Vorgehen gipfelt sozusagen in Doppelblindstudien. Hier wird es noch einmal besonders interessant. Denn die Versuchspersonen wissen nicht, ob sie der Hauptstudiengruppe oder der Kontrollgruppe angehören.

Bei einer Variante davon weiß niemand, ob der vorliegende Stoff die zu testende Wirksubstanz enthält oder ein Placebo. Die Profis auf diesem Gebiet sagen kurz und knackig: „Doppelblind, randomisiert, Placebo und kontrolliert." Du merkst jetzt bestimmt, wie wichtig mir das ist. Warum das so ist? Es bestätigt dir, dass unsere Erzeugnisse auf strengen und sorgfältig geprüften Verfahren basieren. Vita Pure den h⸗ produzierenden Betrieb zur Verfügung hat, den es in u Breitengraden und darüber hinaus gibt. Diese gemeii

Ausrichtung sorgt im Hintergrund für eine Verkehrsfähigkeit der Erzeugnisse, die sonst nicht durchführbar wäre. Was ich mit Verkehrsfähigkeit meine?

Es werden aufgeschlüsselte Nachweise erbracht, was die Sicherheit, Wirksamkeit und Gebrauchstauglichkeit von unserem Premiumprodukt Vita Pure anbelangt. Denn schließlich soll eine Integration von Vita Pure und mit all seinen wertvollen Mineralien sorglos, gefahrlos und anwenderorientiert im Alltag passieren. Und soll ich dir etwas sagen? Weit über 200 Mannjahre sind in diesem Bereich investiert worden. Beeindruckend, oder? Das sind zig Tausend Stunden, die genau das vollbracht haben: Sicher zu stellen, dass das Produkt in der Form bei dir und deinem geschätzten Personenkreis ankommt, wie wir es uns vorstellen. So wie ich es mir vorstelle. Wenn es nun um das wertvolle Vulkanmineral geht, gibt es für mich keine Kompromisse. Lavastein ist nicht gleich Lavastein! Ich werde dies noch öfters in diesem Kapitel sagen. Die Unterschiede in der Qualität sind massiv. Und damit auch der Grad seiner Wirkungsweise auf unsere Gesundheit. Rund 150 Zeolith Arten sind bekannt. Ungefähr 50 davon sind künstlich, der Großteil ist der Natur zuzuschreiben. Aber nur ein Einziger ist verträglich!

Der Zeolith-Klinoptilolith. Alleine hier versteckt sich bereits sehr viel Know-how. Genau hier ist unser produzierender Betrieb Weltmarktführer: „Bei den nanoporösen, selektiven sowie qualitativen Ionentauschern und deren humanen Anwendung zum Nutzen der Gesundheit." Sie wissen mehr als der Rest der Welt, was deren Anwendung betrifft. Nachweisbar, nachvollziehbar und in einer überprüfbaren Form. Das ist absolut keine Träumerei von meiner Seite, sondern wissenschaftlich und anhand von fundierten Studien belegt. Ich werde in den kommenden Minuten sehr detailliert auf den Weg unseres Produktes eingehen. Den Weg vom Naturrohmaterial bis hin zur Vita Pure Dose auf den Tischen der bestehenden und zukünftigen Kundinnen und Kunden beschreiben. Nur kurz vorweg: Es sind dermaßen viele Parameter schon alleine bei der Gewinnung dieses Naturschatzes zu berücksichtigen, da braucht es einen zuverlässigen Produktionsablauf. Es sei mir verziehen, dass es auch ein wenig technisch werden wird. Das ist jedoch notwendig, um das großartige Ganze in diesem Prozess erfassen zu können. Es soll sichtbar werden, warum unser Produkt, unser gemeinsames Tun sich von allen anderen abhebt. Alles beginnt mit der Auswahl des richtigen Abbaugebietes.

Obwohl zwei Drittel der Erdoberfläche aus silikathaltigen Gesteinen bestehen, gibt es weltweit derzeit nur fünf bekannte Minen, die eine optimale Qualität des Rohmaterials liefern können. Mit der optimalen Qualität meine ich die Reinheit des Gesteins und das Verhältnis von Silizium zu Aluminium im Mineral. Als Faustregel gilt: Je höher der Anteil der Silizium-Tetraeder im Rohgestein, desto hochwertiger ist das Ausgangsmaterial und desto mehr profitiert der menschliche Organismus davon. Um unseren Vorgaben zu entsprechen, muss das Verhältnis des enthaltenen Siliziums bei mindestens 5:1 liegen.

Die Reinheit ist zudem auch wichtig, da Verunreinigungen mit etwa Blei oder Arsen die Wirkung des Vulkanminerals beeinträchtigen können. Es muss jedoch erwähnt werden, dass es eine 100-prozentige Reinheit des Zeolithen von der Natur her nicht gibt. Durch die starke physikalische Anziehungskraft werden die sehr geringen Anteile im Organismus aber de facto nicht freigeben. Übrigens ist auch das Aluminium in der Kristallgitterstruktur des Klinoptilolith völlig unbedenklich. Eine Zulassung als Medizinprodukt wäre ansonsten absolut nicht möglich. Unsere fünf Abbauminen unterliegen nun einem strengen Audit, also einem ununterbrochenen Prozess der Überprüfung durch unser Fachpersonal. Immer in Zusammenarbeit mit den dortigen Betreibern. Stimmt die

Mineralogie? Wie ist es um die Beschaffenheit bestellt? Damit in diesen Minen auch die hochwertigsten Gesteinsadern erschlossen werden und so eine gleichbleibende Qualität eingehalten wird.

Ich möchte an dieser Stelle auch in aller Klarheit sagen, dass es durchaus viele weitere Steinbrüche mit wunderschönen, türkisen Zeolith-Steinen gibt. Diese sind allerdings als minderwertig für den Menschen einzustufen, da sie voller Giftstoffe sein können und vielerorts auch sind. Unsere Abbauminen verfügen hingegen über die höchste Qualität des Rohmaterials, das auch vertraglich abgesichert ist. Dabei hat auch die Abbaumethode einen zentralen Einfluss. Du kannst dir bestimmt vorstellen, dass der Bergbau für gewöhnlich als sehr schmutziges Geschäft gesehen wird. In welchem diverse Schmieröle und Dämpfe unliebsame Folgen nach sich ziehen können. Mit unserem Vorgehen stellen wird sicher, dass genau solche Fehlerquellen beseitigt sind. Ein mehrschichtiges Sicherheitsnetz sozusagen.

Stell dir vor, es wird mit dem aufwendigen Abbau begonnen und zu spät erkannt, dass das Material nicht zu gebrauchen ist. An so etwas mag ich gar nicht denken. Weder wirtschaftlich noch darüber hinaus. Das wäre schlicht eine Katastrophe. Die Gesundheit und Verträglichkeit des Endproduktes haben oberste Priorität. So werden die Bergbaumaschinen speziell vorgereinigt und jede Abbaucharge genauestens von unserem Fachpersonal kontrolliert. Von rund 500 Tonnen abgebautem Material werden gut 70 Prozent des oberflächennahen Gesteins ausgesiebt. Es sei mir hier erlaubt zu bemerken, dass Mitwerber nicht selten froh wären, alleine über diese 70 Prozent zu verfügen. Wir arbeiten hingegen mit 30 Prozent von dem saubersten Abbaumaterial weiter, das weltweit zugänglich ist. Bevor das wertvolle Gut den Steinbruch verlässt, passiert noch etwas Wesentliches. Das Rohmaterial wird mit einer speziell dafür vorgesehenen Kugelmühle fein säuberlich und schonend auf eine Größe von bis zu 200 Mikrometer vorgemahlen. Das entstandene Pulver durchläuft noch am Abbaugelände eine exakte Analyse mit anschließender Erstellung eines Datenblattes. Damit etwa mikrobiologische oder radioaktive Belastungen ausgeschlossen werden können.

Abgepackt wird es danach in fortlaufend nummerierte Spezialsäcke. Warum? Damit in weitere Folge eine lückenlose Qualitätskontrolle mitsamt strengster Anforderung sowie Richtlinie möglich ist. Die einzelnen Chargen folgend genau zuordenbar sind. Diese Säcke kommen in ebenfalls vorgereinigten Lastwägen zur weiteren Verarbeitung in ein Werk. Die akribischen Prozesse mögen vielleicht übertrieben wirken, sie sind aber eine tragende Säule, um die Reinheit und Sauberkeit auf höchstem Level zu erhalten. Eine solche optimierte Aneinanderreihung genau abgestimmter Produktionsschritte ist notwendig, um Vita Pure zu dem effektiven Medizinprodukt zu machen, das es ist. Ohne Wenn und Aber. Ohne Abstriche machen zu müssen. In dem Werk tritt der Weg unseres Produktes in eine nächste, sehr entscheidende Phase ein. Ich möchte kurz vorwegschicken, dass das Pulver in dem angelieferten Zustand bereits eine sehr hohe Qualität besitzt. Es könnte schon ohne jegliches Bedenken verwendet werden. Wir geben uns damit jedoch noch nicht zufrieden.

In dem Werk geschieht jetzt etwas sehr Beeindruckendes. Es kommt zu einem Verfahren der Mikronisierung und Aktivierung, die weltweit patentiert ist. Soll heißen, niemand anderes hat diese Methode, diese Art und Weise der Bearbeitung zur Verfügung! Sie macht unser besonderes Produkt zu einem einzigartigen, unvergleichlich effektiven und natürlichen Entgiftungsmittel. Um erklären zu können, was im Werk genau passiert, möchte ich nochmals die Eigenschaften von Zeolith in Erinnerung rufen. Ich habe dir bereits von dem Schwamm erzählt und das sich der Lavastein wie einer verhält. Dabei gibt er Stoffe ab und nimmt andere auf. Vor allem die Saugfähigkeit in puncto Schadstoffe zeichnen ihn aus. Durch die sorgfältige Gesteinsauswahl und dem streng geregelten Abbau ist die negative Ladung mitsamt der Saugfähigkeit schon bei der Anlieferung in das Werk als überdurchschnittlich hoch zu klassifizieren. Diese Eigenschaften werden nun auf physikalische Weise signifikant erhöht. Dazu werden die Gesteinspartikel des vorbereiteten Pulvers, du kannst es auch als Gesteinsmehl bezeichnen, in einem Windkessel mit Überschallgeschwindigkeit aufeinander geschossen. Die Wucht ist dabei so groß, dass sie sich gegenseitig zerkleinern und zugleich große Energie freigeben. Die Verkleinerung der durchschnittlichen Gesteinspartikelgröße erfolgt um das Zehnfache. Faszinierend, oder?

Ich muss mich hier noch einmal wiederholen. Diese hoch effektive und ausgeklügelte Methode ist patentiert. Die Nutzung obliegt alleinig unserem Geschäftspartner, dem Weltmarktführer. Ist bei diesem Prozess die gewünschte mikroskopisch kleine Partikelgröße bei den Teilchen erreicht, werden sie herausgefiltert. Damit erhält das finale Pulver ein ideales Größenverteilungsmuster und eignet sich optimal für eine Entgiftung über den Darm. Das Prozedere ist als weitere wesentliche Sicherheitsstufe zu sehen. Es verhindert zunächst scharfkantige und zu große Partikel, die kleine Mikroverletzungen im Darm verursachen können. Solche Verletzungen sind eine sehr heikle und ernste Angelegenheit. Hier entstehen jedoch runde Partikel mit den besten Oberflächeneigenschaften.

Apropos Oberflächeneigenschaften. Die Oberflächengröße wird durch das Vorgehen zusätzlich ausgeweitet. Um den Faktor 100! Die Saugfähigkeit und Bindefähigkeit von Schadstoffen steigern sich um das Hundertfache. Eine exakte Berechnung der Mathematischen Fakultät von Österreichs Bundeshauptstadt hat uns bestätigt, dass ein einziges Gramm von Vita Pure eine wirksame Oberfläche von 1.000 Quadratmetern besitzt.

1.000 Quadratmeter pro Gramm werden nutzbar gemacht! Wie ein Fußballfeld, so groß! Eine riesige, hochwirksame Austauschoberfläche, die in unserem Organismus Schadstoffe aufnimmt und abtransportiert. Für mich nach wie vor unglaublich. Wenn ich es vergleichen wollen würde, ein Löffel Vita Pure vermag von der Wirkoberfläche das zu leisten, wie 20 und teils mehr Löffel von anderen Produkten. Immer zu bedenken, dass die Qualität anderer nicht annähernd unsere auferlegten Maßstäbe erreicht.

Bei uns muss sich auch niemand um Zeolith-Nanopartikel Sorgen machen, die mit einer Größe von 100 Nanometer oder kleiner definiert sind. Unser Aufbereitungsverfahren ist so organisiert, dass solche kleinen Nanopartikel nicht entstehen. Nebenbei, diese sind in Europa auch gar nicht erlaubt und ich persönlich stehe deren Verwendung höchst kritisch gegenüber. Die allerkleinsten Teilchen aus unserer Produktion sind von vornherein 500 Nanometer groß. Auf dieser Ebene der Größen ein sehr markanter Unterschied. Darüber hinaus ein zusätzlicher Sicherheitsaspekt, damit sie die Darmwand nicht passieren können und im Darm verbleiben. Um später mit den aufgesogenen unliebsamen Stoffen ausgeschieden zu werden. Es darf nämlich nicht außer Acht gelassen werden, dass es für zu kleine Teilchen im Körper des Menschen keine Barriere mehr gibt. Sprich, die 100 Nanometer großen Partikel gelangen ungehindert in jede Ecke des Organismus. Um auf Nummer sicher zu gehen, tätigen wir pro Tonne verarbeiteten Materials trotzdem Messungen auf 100 Nanometer große Partikel. Auch wenn dieser Vorgang nicht notwendig wäre.

Das Endmaterial wird zusätzlich mit modernsten Sichtgeräten nochmals auf genau solche Partikel überprüft. Wir haben uns absichtlich diese strengen Sicherheitsstufen auferlegt, um über jeden Zweifel erhaben zu sein. An dieser Stelle endet die Sorgfalt jedoch noch nicht. Nach der Aufbereitung wird das optimierte Material in einen Hochsicherheitstrakt gebracht. Hochsicherheit aus dem Grund, da auch die Abfüllung von Vita Pure einer extrem hohen Sicherheitsstufe entspricht. Beginnend von strengsten Hygiene-Bedingungen bis hin zu den speziellen vorbereiteten Dosen, die du vermutlich schon kennst oder bald kennenlernen wirst. Das Personal trägt Schutzkleidung der obersten Güteklasse am gesamten Körper und bewegt sich in einer streng sterilen Umgebung. Was wir überhaupt nicht möchten, dass in diesem Stadion Staub oder andere Rückstände während der Abfüllung und vor dem Verschließen der Dosen eine Verunreinigung auslöst.

Die Dosen wären jetzt prinzipiell schon bereit für den Versand. Unser Sicherheitskonzept greift allerdings noch ein weiteres Mal. Obwohl das verarbeitete Material bereits mehrfach kontrolliert worden ist, erfolgt eine letzte Überprüfung. Aus jeder abgefüllten Charge werden randomisiert 36 Dosen gezogen, die in einem Lebensmittellabor auf eine etwaige Kontaminierung hin getestet werden. Wenn du dich erinnerst, mit der Randomisierung ist eine Zufallszuteilung gemeint. Ein Vorgang nach einem statistisch signifikanten System. Das Lebensmittellabor schlägt sofort Alarm, sollte eine Charge nicht in Ordnung sein. Lass mich dir an dieser Stelle etwas sagen, es gab seitens der Labormitarbeiter noch nie eine Beanstandung einer Charge und deren Doseninhalt. Darauf bin ich ebenfalls sehr stolz. Erst jetzt wandern die Dosen in die Pakete und weiterführend in den Verkauf. Was könnte ich in der Person des Gründers von LavaVitae mehr wollen? Was könnte ich als Anwender mehr wollen?

Vita Pure ist ein ganz besonderes Produkt. Gemeinsam mit dem Weltmarktführer garantieren wir dafür. Natürlich muss auch einiges dafür getan werden. Um Dinge zusammen zu führen, die zusammengehören. Natur, Mensch, Gesundheit, damit wir alle mehr vom Leben haben. Es geht doch darum, dass es uns und unserer Umwelt gut geht, oder nicht? Darum sind wir auf der Erde. Meine Ansicht, ganz ohne naiv sein zu wollen. Auch kein Ding der Unmöglichkeit, wie ich finde. „Bei unserem Tun glauben wir in erster Linie an die Wissenschaft", sagte mir der Geschäftsführer des Produzenten bei einem unserer ersten Treffen zum Kooperationsaufbau. Nicht an alleinige Meinungsmache oder schöngefärbte Perspektiven, so wie es andere immer wieder gerne ohne jegliche Substanz hinausposaunen. Allerdings erst, nachdem ich den Segen deren Gründers in der Tasche hatte und es mit den ersten Chargen meiner Ware hervorragend lief.

Zugegeben, ich war schon etwas überfordert, diesmal aber ganz in einem positiven Sinne. Denn die zitierte Weisheit, dass Wissenschaft viel Wissen schafft, hier tatsächlich mit der vollsten Hingabe gelebt wird. Die mich stetig an meine Person und mein brennendes Verlangen erinnert. Es ist so erfüllend, das zu sehen. Wahrscheinlich haben wir deshalb so einen guten Draht zueinander. Wir arbeiten aber nicht nur untereinander eng zusammen, es wird auch gemeinsam mit Fachexperten und Ärzten an immer neuen Anwendungsmöglichkeiten des Lavasteins getüftelt. So vielschichtig unsere Gesundheit ist, so vielschichtig ist auch das Gestein. Ich bin überzeugt davon, vieles noch nicht gesehen zu haben. Er ist bestimmt zu viel mehr im Stande. Alleine bei derzeitigem Erkenntnisstand vermag der Stein schon unglaubliche Dinge zu leisten. Das wird auch regelmäßig bestätigt, denn unermüdlich werden auch Forschungsaufträge an Europas führende Institute, Universitäten und spezielle Research-Organisationen vergeben. Du siehst, hinter dem LavaVitae Netzwerk werkelt ein weiteres Netzwerk, das eine gesicherte Basis an fundiertem Wissen bereitstellt. Du kannst dir also sicher sein, alles was du über Zeolith und seine Wirkung in unseren Webinaren hörst und siehst, all das ist wissenschaftlich belegt. Jetzt und auch zukünftig. Das ist allein schon aufgrund einer gesetzlichen Verordnung in diesem

Bereich notwendig, die es seit Kurzem zu beachten gilt.

Kurz und knapp erklärt: Jeder der etwas behauptet, muss es mit seinem eigenen Produkt auch beweisen können. Das ist vorgeschrieben. Ein Umstand, dem wir in allen Belangen Rechnung tragen. Die Verzahnung unserer Unternehmen vertieft sich mit weiteren Schritten. Um die Qualität beiderseitig zu garantieren, sitzen die klügsten Köpfe des Weltmarktführers in unserem Wissenschaftlichen Beirat. In beratender Funktion, ausgestattet mit treffsicherem Sachverstand und in vielen Bereichen mit einer Dokumentation von Themen betraut. In unseren LavaVitae Conventions sind die profunden Personen immer wieder live und in voller Lebensgröße in aufschlussreichen Vorträgen zu sehen und zu hören. Ein Erlebnis! Wissen pur in Vita Pure sozusagen, wenn ich es mit etwas Humor ausdrücken darf. Das alles bildet sozusagen das Grundkorsett zum beschriebenen Weg des Produktes.

Der Wissenschaftliche Beirat ist gerade auch ein gutes Stichwort. Durch die Dokumentationsaktivität ist eine Art technisches Produktdossier entstanden, das Qualitäten, Möglichkeiten, Studienerkenntnisse und mehr über Vita Pure zusammenfasst. Was ich damit sagen möchte, das Wissen über die Verkehrsfähigkeit von Vita Pure alleine beträgt mehr als 1600 Seiten! Es gibt hunderte weitere Prozesse, die genauestens aufgezeichnet sind. Du kannst dir bestimmt vorstellen, wie ich vor Jahren durch die Anlagen der Aufbereitung gegangen bin und mir regelrecht der Mund offen gestanden ist, wie exakt die Abläufe und Wirkungsweisen verzeichnet sind. Auch wenn ich mich wiederhole, es tut gut, solche Kompetenz an meiner und an unserer Seite zu wissen.

Lavastein ist nicht gleich Lavastein! Einer meiner Leitsätze, den du schon kennst. Ich möchte in drei Punkten nochmals zusammenfassen, was den Unterschied von Vita Pure ausmacht und warum verschiedene Zeolith-Produkte einfach nicht ohne Weiteres verglichen werden können. Zum ersten der akkurat geregelte Abbau des Rohmaterials in speziellen Minen, von denen es weltweit nur sehr wenige gibt. Dort beginnt der Weg unseres Produktes ausschließlich in den qualitativ hochwertigsten Gesteinsadern. Das ist vertraglich bis ins kleinste Detail festgehalten und durchläuft unter der Anleitung unseres Fachpersonals einem ständigen Prozess der Überprüfung. Der Abbau selbst wird nur mit speziellen dafür gereinigten Maschinen durchgeführt und zur Verarbeitung herangezogen wird ausschließlich das qualitativ beste Gesteinsmaterial. Das zudem von der Mineralogie und seiner kristallinen Struktur her optimal geeignet sein muss. Ein Vorteil, den andere Produkte nicht haben. Genau so wenig wie das weltweit patentierte Verfahren einer Mikronisierung und Aktivierung, die Punkt zwei ausmachen.

Diese Methode der Aufbereitung im Werk erhöht die Eigenschaften des Lavasteins auf physikalische Weise. Das geschieht signifikant! Die Ladung mitsamt der Saugfähigkeit, Bindefähigkeit und Oberflächenbeschaffenheit wird maßgeblich beeinflusst. In veröffentlichten Studien ist es zudem bis ins letzte Detail festgehalten, dass diese Art der Aufbereitung zu unterschiedlichen und verbesserten, biophysikalischen Eigenschaften führt. Damit sind die Fähigkeiten des Lavasteins im Zusammenspiel mit uns Menschen gemeint und seine gesteigerte positive Wirkung in unserem Organismus. Der Rohstoff kann also zielgerichtet optimiert werden, damit unser Organismus bestmöglich damit arbeitet. Das unterstreicht auch die Geschäftsführung des Weltmarktführers immer wieder. Als dritten Punkt möchte ich nochmals die Integration des strengen Sicherheitskonzeptes anführen, dass bereits im Abbaugebiet zu greifen beginnt. Von einem genauestens durchgeführten Check nach etwaigen mikrobiologischen Belastungen über eine exakt eingehaltene Größe der Zeolith-Partikel bis hin zu einer permanenten Kontrolle nach etwaigen ungewollten Verunreinigungen.

Abgesichert mit einer Überprüfung nach Kontaminationen durch externe Laboreinrichtungen und strengsten Hygiene-Bedingungen während der Abfüllung. Punkte, die wesentliche Pfeiler für unser gemeinsames Vorgehen ausmachen. Lavastein ist nicht gleich Lavastein! Mit unseren Vorkehrungen wird der Schatz der Natur für eine sichere und bedenkenlose Einnahme vorbereitet. Um mit seinen Eigenschaften für unser Wohlbefinden zu sorgen. Auch vorbeugend! Gerade jetzt ziehe ich innerlich einmal mehr meinen Hut, welche Schnittstellen für einen idealen Ablauf ineinandergreifen müssen. Wie genau gearbeitet werden muss. Tag für Tag. Es gilt im Hintergrund dermaßen viel zu bedenken, damit das Produkt in den Kapseln oder in der Dose mit Portionslöffel landet. Alles unter dem Dach eines zertifizierten Management Systems. Die gewohnte Qualität soll und darf sich nicht ändern. Da wirst du mit mir sicherlich übereinstimmen. Das war mir auch von Beginn an wichtig. Damit das gelingt, führt kein Weg an diesen Prozessen vorbei. Vielmehr führt er genau an solchen entlang.

Warum Vita Pure ein Premium-Zeolith ist, was die Auflagen für ein Medizinprodukt damit zu tun haben und wie er diesen Status erreicht, dazu erfährst du noch einiges im letzten Kapitel dieses Buches. Die Zusammenarbeit mit den Strukturen um uns herum ebnet den Weg für eine Gesundheit, die mir seit dem ersten Kennenlernen mehr als gutgetan hat. Sie ebnet auch den Weg für einen ganz großen Teil, den meine und vielleicht auch deine Welt ausmacht. Auf allen Ebenen und in allen Belangen. Ob als Kundin, Kunde, oder in unserem wertvollen Partnerschaftsnetzwerk.

KAPITEL 5

Mein Verständnis von Wandel und Veränderung

„Sei du selbst die Veränderung, die du dir wünschst für diese Welt." Ein treffendes Zitat von Mahatma Gandhi, das mir damals just in Momenten begegnet ist, in denen ich die erstaunliche Wirkungsweise von Zeolith kennenlernen durfte. Seitdem bin ich absolut von diesen Zeilen angetan. Ich muss heute noch schmunzeln, wie viel Wahres in der Aussage steckt. Denn was könnte besser meinen inneren Willen und mein brennendes Verlangen umschreiben, als eine Erfahrung, die ich am eigenen Körper gemacht habe. Die ich als eine der größten Veränderungen in meinem Leben betrachte. Ich spreche vom Raubbau meiner Gesundheit hin zu einem besseren Umgang mit mir selbst und anderen. Genau eine solche Veränderung ist es auch, die ich mir für die Menschen wünsche. Alle sollen eine gute Lebensweise und den wunderbaren Lavastein kennenlernen. In Kärnten, Österreich, Polen, Deutschland, Italien, ganz Europa und darüber hinaus. Warum auch nicht über Grenzen hinweg denken?

Meine persönliche Veränderung macht keineswegs halt in den eigenen vier Wänden, in meiner Straße oder meiner Ortschaft. Träume zu haben und sich Ziele zu stecken, allesamt tolle Bestandteile für unsere Motivation. Natürlich ohne die inneren negativen Antreiber, von denen ich gesprochen habe. Über die Herausnahme der alles dominierenden Bedingungslosigkeit und der Einstellung à la „Koste es, was es wolle!". Gepaart mit einem immer, ständig und rund um die Uhr. Nun ist dank des

Wandels sehr viel mehr bewusstes und wohl durchdachtes Handeln mit dabei. Die Gefahr eines Überengagements durch fehlgeleitete Auffassungen von meinen Gedanken verbannt. Auch lasse ich nicht mehr zu, dass mein Arbeitsleben die tiefe und innige Freude von lang gehegten Wünschen verdrängt. Die eintretende Ernüchterung ist es einfach nicht wert.

Das alles sind überlegt platzierte Bausteine meines neuen positiven Körpergefühls. Bin mir sicher, Teile davon sind je nach Situation auch für dich umsetzbar. Menschen erfahren Wandel, brauchen diesen mitunter auch. Auf persönlicher Ebene, gesellschaftlich, im Kollektiv. Heute bin ich überzeugt davon, wenn du nie experimentierst, deine gewohnte Linie verlässt, wirst du dich unter Umständen ständig wiederholen. Auch mit etwaigen Fehlern. Während der Wiederholungen die Gegebenheiten bei jeder Gelegenheit zu kritisieren, das ist schnell getan. Gesudert, wie wir es in Kärnten zu sagen pflegen, das habe ich damals wahrlich genug. Ich merkte erst kurz vor dem Kollaps, dass sich mein schädliches Verhalten in der Schleife einer solchen Wiederholung befand. Bewusstsein dafür zu schaffen, dass es auch anders möglich ist, ist ein schwieriges Unterfangen. Und es beginnt immer bei einem selbst. Ausnahmslos. So war auch bei mir, so habe ich es erzählt. Vieles war dafür notwendig, vieles steht noch aus.

Mein erlerntes Verständnis von Wandel und Veränderung begleitet mich seit geraumer Zeit, über das ich in diesem Kapitel noch etwas mehr schreiben möchte. Der Lavastein ist ein gewichtiger Teil davon. Er ist maßgeblich für meine innere Standfestigkeit und spürbare Widerstandskraft gegenüber den schädlichen Einflüssen von Umweltgiften und Umgebungen verantwortlich. Er veränderte auf Anhieb meine gesundheitliche Welt und mit ihr meine Art, über die Gesellschaft, die Wirtschaft und die Rolle der Menschen zu denken. Er ist allerdings nicht der einzige Faktor. Wohlbefinden als Lebenseinstellung ist seitdem eine meiner Grundhaltungen für die vollzogene Veränderung. Eine Haltung, die auch durch LavaVitae nach außen getragen wird. Das konsequente Abschalten habe ich schon erwähnt. Nicht mehr für mich wegzudenken ist dabei meine bewusste Entscheidung, Hobbys nachzugehen. Das meine ich keineswegs plakativ oder klischeehaft. Ich erkläre dir gleich, warum sie neben Zeolith sehr viel Kraft spenden können. In einem vorangegangenen Kapitel habe ich in diesen Zusammenhang die Integration einer Sportart anklingen lassen, die sich für mich vom Hobby zu einem ungetrübten Erholungsort gewandelt hat. Wovon ich spreche?

Golf! Falls du es nicht genau kennst, ich meine damit die traditionelle Ballsportart, in der ein kleiner Ball in möglichst wenigen Schlägen vom Platz eines Abschlags in ein Loch gebracht werden muss. Mithilfe von Golfschlägern und anhand offizieller Golfregeln. Die Bezeichnungen Birdie, Bogey oder Par hast du vielleicht schon einmal gehört, auch wenn du noch nie gespielt hast. Fast schon berühmt ist der Begriff des Hole-in-one, wo es Spielern gelingt, den Ball mit einem einzigen Schlag direkt in das Loch zu befördern. Die Sportart hat mir geholfen, vieles zu bewältigen. Nicht weil ich auf den Kursen durchwegs am mühsamen Grübeln bin, sondern im Gegenteil, mir Energie für meine Vorhaben hole. Das passiert mir vor allem, wenn ich in den sogenannten Flow erreiche. Bist du mit diesem Zustand vertraut?

Übersetzt werden könnte es mit dem Wort fließen, denn ein erlebtes Gefühl der Zufriedenheit strömt im wahrsten Sinne durch den ganzen Körper. Das Gefühl ist der Wahnsinn und gut und gerne vergesse ich dabei die Zeit, die verstreicht. Ich verweile in einem mentalen Gleichgewicht, wenn ich es so ausdrücken möchte. Meine Konzentration geht in meiner Tätigkeit mit der Führung der Golfschläger vollkommen auf. In anderen Worten, ich befinde mich mit meinem Kopf auf dem Golfplatz in einer

Phase der völligen Vertiefung und werde restlos mit meinem Golfschwung eins. Vielleicht hast du diesen Zustand ebenfalls schon einmal erlebt. Mein Spiel auf dem Kurs verläuft dann wie von selbst. Mein Können wird eins mit der Schwierigkeit des jeweiligen Lochs.

Experten der Psychologie beschreiben diesen Zustand als Bereich zwischen einer Überforderung und einer Unterforderung, was die eigenen Fähigkeiten und die Anforderungen betreffen. Eine Art Tätigkeitsrausch, das fasst es wohl am besten zusammen. Der jedoch Gutes bewirkt. Soll heißen, wie gut ich mit meinen Schlägen bin und mit welchen Hindernissen der Golfkurs auf mich wartet, beides ist auf einer Linie.

Ich erzähle dir mein Tun in aller Ausführlichkeit, da es für mich persönlich eine der erfüllendsten Erfahrungen ist, die ich kenne. Ich ziehe so viel Kraft daraus. Auch wenn der Golfball beim Spielen beschleunigt wird, ich selbst kopple mich vom Alltag ab und entschleunige auf eine unglaublich intensive Weise. Trotz alledem passiert es ab und an, dass ich an mein altes Ich unsanft erinnert werde. Das ärgert mich regelrecht und reißt mich aus meinem persönlichen Kraftspender. Von was genau ich spreche, fragst du? Von Mitspielern, die pausenlos an ihrem Mobiltelefon hängen. Denn ich lasse mein Handy bewusst im Auto.

Ein schnelles Gespräch hier, eine Terminvereinbarung da. „Moment, ich trage das nur schnell in meinem Kalender ein." Eine wahrlich zelebrierte Unart der Erreichbarkeit. Die Augen sind kaum von dem Störenfried wegzubringen. Das bringt mich nicht nur aus meinem Flow, es fungiert wie ein Spiegel zu meinem damaligen Selbst. Das von seinen Terminen gejagt, sich nicht auf das Hier und Jetzt konzentrieren kann. Die Zeit vor dem Wandel ist ein Teil von mir, war auch Anlass für viele Änderungen, trotzdem möchte ich sie nicht noch einmal durchleben müssen. Genau das passiert allerdings mit solchen

Personen, mit denen ich es so gut wie möglich vermeide, am gleichen Loch zu spielen.

Es muss keineswegs der Golfsport sein. Flow kann sich auch in anderen Bereichen entwickeln. Etwa beim Klettern, Laufen, Musizieren sogar auch beim Spielen von Schach. Wenn du mit Hobbys oder dem speziellen Zustand bisher gar nichts am Hut hattest, er dir vielleicht sogar gänzlich unbekannt war, es lohnt sich, hier eine Veränderung zu wagen. Die Zeit fühlt sich in dem Zustand dermaßen produktiv an, obwohl sie wie im Flug vergeht und gleichsam kaum wahrgenommen wird. Sie ist produktiv für uns selbst, für unsere Gesundheit. Ein Wohlbefinden als Lebenseinstellung kann schon mit einer halben Stunde nur für dich alleine beginnen. Oder welche Zeitspanne du dir auch immer einrichten kannst.

Die Qualität beginnt mit dir, ganz ohne Mobiltelefon und Arbeitsagenden vor deinen Augen. Vielleicht stattdessen mit einem Glas aufgelöstem Vita Pure? In aller Ruhe? Ich werde gleich noch ein wenig näher auf den Faktor Zeit eingehen. So Einiges habe ich dahingehend umgestellt. Mit spannenden Ergebnissen! Ich schreibe aus einem bestimmten Grund von alledem. Um dir zu zeigen, dass es sich wirklich auszahlt, über den Tellerrand zu sehen und Dinge auszuprobieren und miteinander zu kombinieren. Sich verändern heißt für mich nämlich auch, vom Zusehen in eine Rolle des Experimentierens zu wechseln. Damals durch den angestrebten Schritt in die Selbstständigkeit, der zwar anfangs mit einer anständigen Überforderung und mit viel Unwissen einherkam, die mir trotzdem viel für mein fachliches Tun gebracht hat.

Bei all meiner positiven Aufgeregtheit mit LavaVitae begab ich mich auch mit dessen Gründung auf ein mir völlig unbekanntes Territorium. Das ich erst schrittweise kennenlernte. Für ein ausgewogenes Wohlbefinden muss immer eine Veränderung stattfinden. Das kann auch schon im Kleinen gelingen. Und nicht erst durch die Revolte des eigenen Körpers veranlasst werden, so wie in meinem Fall. Übrigens, ich für meinen Teil arbeite wesentlich effizienter, nachdem das Gefühl des Flows mich während des Golfspiels begleitet hat.

Ich lese auch immer wieder gerne Bücher von Philosophen. Wie du bereits weißt, bin ich ja auf der Suche nach meinen gesundheitlichen Befindlichkeiten noch mehr zu einem Bücherwurm geworden. Nach dem Mund gesprochen: Fesselt mich ein Werk, verschlinge ich die Seiten regelrecht. So geschehen mit den Erkenntnissen der amerikanischen Professorin Cheshire Calhoun, die sich mit der Wertigkeit von Zeit beschäftigt hat. Dazu passend ein Zitat des chinesischen Philosophen Konfuzius, der sagt: „Wer einen Fehler gemacht hat und ihn nicht korrigiert, begeht einen zweiten." Fehler habe ich in meiner Schleife der Wiederholung wahrlich mehr als genug begangen. Vor allem die anfänglichen Verfehlungen hatte ich nicht korrigiert und lies das Fass im wahrsten Sinne überlaufen. Eine Anhäufung, deren Korrektur erst mein Körper in Eigenregie übernehmen musste. Ein Wandel, angestoßen durch meinen Organismus. Hätte ich diese eindringliche Veränderung nicht zugelassen, keine Ahnung, wo ich heute stehen würde. Und ob stehen überhaupt zutrifft.

Die Wurzel allen Übels war mitunter auch die Zeit an sich. Die Arbeitszeit geriet völlig außer Kontrolle. Sie umklammerte mich und gab mir einen Takt vor, der nicht mehr durchzustehen war. Freizeit? Nur in eingegrenztem Maße mein Ding und weit entfernt von erholsam. Neben der Gesundheit erachte ich die Zeit heute als wohl wertvollstes Gut. Cheshire Calhoun beschreibt nun vier grundlegende Einteilungen, wie wir unsere Zeit verbringen können. Um sinnvoller zu leben, um achtsamer zu leben. Achtsamkeit ist für mich eng mit Wandel verbunden. Viel zu schnell wird sie verlernt oder schlicht nicht mit der

Wertigkeit verknüpft, die sie haben sollte. Diese an den Wandel anzupassen, das ist die wahre Kunst. Hier schließe ich mich selbst nicht aus. Viel Wandel und Veränderung war von meiner Seite aus zunächst notwendig, damit ich ihre Kategorien in meine Denkweise einfließen lassen konnte. Kurz vorweg: Die Gewichtung der unterschiedlichen Zeitarten ist sehr individuell. Es gibt nicht den einen Weg. Auch sollte die Bereitschaft vorhanden sein, die Einteilungen im Einzelnen anzupassen. Sprich, zu verändern. Meine Balance habe ich ebenfalls erst nach und nach gefunden. Nun sind es jedoch Einteilungen, die ich heute und auch morgen nicht mehr missen möchte.

Lass mich etwas mehr darauf eingehen, wie ich diese Umstellung in mein Leben gelassen habe. Die neben dem Lavastein wahrscheinlich eine meiner prägendsten ist. Ich beginne gleich mit der von Calhoun genannten Primärzeit. Darunter fällt eine Zeitspanne für etwas, das wir um seinetwillen unternehmen. Du erinnerst dich an mein Golfspiel einige Zeilen zuvor? Daran habe ich eine riesige Freude und bin felsenfest der Ansicht, dass es einen immensen Wert für meinen Ausgleich mit sich bringt. Eine absolut fantastische Qualitätszeit, mit großer Bedeutung für mich. Wenn du die Zeit in deinem Leben verändern und neu ordnen möchtest, setze am besten bei dieser Primärzeit an. Werde dir dazu bewusst, welche Zeit und welche damit verbundenen Handlungen du als solche ansiehst. Welche Aktivitäten empfindest du als wertvoll? Welche Leidenschaft füllt dich aus? So bin ich Schritt für Schritt vorgegangen. Und es muss nicht Golf sein. Das kann der zuvor erwähnte Einbezug von Hobbys sein oder eben auch etwas anderes Sportliches.

Menschen bei LavaVitae genießen ihre Primary Time, wie es in der englischen Sprache heißt, etwa bei Laufrunden, dem Lesen von Romanen oder bewussten Touren mit der Fotokamera. Weil es pure Freude bedeutet, auf Ideen bringt, uns gut fühlen lässt. Ein Treffen mit Freunden kann ebenso dazu zählen wie auch für Mitmenschen etwas Schönes zu tun. Ihnen in der eigenen Primärzeit helfend zur Seite zu stehen, das kann für viele den größten persönlichen und emotionalen Wert besitzen. Um das Leben in all seiner Vielfalt zu spüren. Etliches in meinem tagtäglichen Tun habe ich auf diese Zeit umgestellt. Nicht nur mein Golferlebnis. Schöne Augenblicke auf meinem Lieblingsplatz am Ossiachersee fallen genauso darunter, wie genussvolles Essen, von dem ich weiß, wo es herkommt. Mache dir diese Zeit bewusst, schaffe gegebenenfalls Raum dafür!

Schaffe Veränderung! Es lohnt sich. Minimiert habe ich für mich hingegen die Füllzeit. Sprich, Zeiträume, in denen ich mir die Zeit sozusagen vertreibe. Du hast bestimmt schon an einer Haltestelle auf einen Zug gewartet, der Verspätung hat. Oder vor einem Geschäft, das erst in einigen Minuten öffnet. Ganz ohne eine Idee, was du Sinnvolles zur Überbrückung tun könntest. Das ist mit dieser Füllzeit, der Filler Time gemeint. Cheshire Calhoun nimmt noch eine weitere Zeit mit auf, die sehr spannend ist. Und zwar die Entailed Time. Kannst du dir darunter etwas vorstellen? Ich konnte es zunächst nicht, bis ich das englische Wort entailed ebenfalls direkt übersetzt habe. Es heißt wörtlich mit sich gebracht. Mitgebracht sind Zeitspannen, die wir verwenden, um die Primärzeit in vollen Zügen ausnützen zu können. Das klingt jetzt vielleicht ein wenig kryptisch, lass mich es anhand eines Beispiels erklären.

Ein guter Bekannter hat ein altes Ruderboot, das vor einigen Jahren nicht sehr ansehnlich war und auch in puncto Stabilität viele Wünsche offen lies. Zuvor hatte er es in der Nähe meines Lieblingssees erstanden. Er packte es kurzerhand auf einen Anhänger und brachte es in einen Schuppen. In liebevoller Kleinstarbeit restaurierte er mit seinen eigenen Händen das Boot. Mit all seinen Einzelheiten, um es dann verwenden zu können. Die Ausfahrt mit dem Boot, das leichte Wellengeräusch während der Fahrt und das Eintauchen der Paddel sind für ihn seitdem absolute Primärzeit mit allen Sinnen. Das Werken an dem Boot vor dem ersten Ablegen am See kennzeichnet nun die erforderliche Zeit, damit er später die Fahrten für sich so richtig genießen konnte. Mir persönlich fällt es immer wieder auf, je bewusster ich diese Entailed Time nutze, desto intensiver und gelöster verbringe ich die dadurch entstandene Primärzeit. Ab und an könnte ich sogar behaupten, dass die beiden fließend ineinander übergehen. In meinem Fall etwa die Arbeit, mit der auch Geld für Unternehmungen in der Primärzeit verdient wird.

War nicht von vier Einteilungen die Rede? Das stimmt! Der von Calhoun als Norm-required Time bezeichnete Zeitrahmen umfasst schließlich Dinge, die wir tun, weil es von anderen Menschen oder gesamtgesellschaftlich erwartet wird. Du begleitest die beste Freundin zu einem Treffen mit einer Person, die du unausstehlich findest? Das passt goldrichtig in diese Kategorie. Es ist zwar nicht explizit damit in Verbindung gebracht, ich sehe große Teile der zeitlichen Arbeitsstrukturen ebenfalls hier angesiedelt. Etwa in einem von acht Uhr morgens bis 17 Uhr abends Arbeitskorsett zu stecken, weil es schließlich so von der Norm her erwartet wird. Natürlich gibt es viele Möglichkeiten, irgendetwas mit seiner Zeit anzufangen. Für mich war sie die Grundstruktur für meine Termine, meine Arbeit und in der Jugend etwas, das vergeht und es als Füllzeit zu vertreiben galt. Erst als ich angefangen habe, meine Zeit gemeinsam mit der Gesundheit und mit wachem Auge zu betrachten, wurde mir so einiges klar.

Vor allem seit meiner Gründung von LavaVitae gehört eine Reflexion meines Alltags dahingehend mit dazu. Das reicht von der Zuordnung verschiedener Aktivitäten bis hin zur Pflege sozialer Beziehungen. Wie viele Stunden schlafe ich, wie viele bin ich pro Tag im geweckten Zustand? Die Hobbys sind ein wesentlicher Bestandteil geworden, doch wie viel Zeit habe ich dafür zur Verfügung? Musik, Literatur, Medien, wie sieht es damit aus? Versuche eine pragmatische Liste anzufertigen. Du wirst überrascht sein, wie die Zeit verteilt ist. Vieles ist uns nicht bewusst, bis wir genauer hinsehen. Ich war dafür ein Paradebeispiel. Was mir allerdings durch mein Engagement mit LavaVitae gelungen ist, dass ich die Mehrheit meiner Arbeitszeit zur Primärzeit umgewandelt habe. Nebenbei bemerkt, nicht nur mir, auch vielen anderen in unserem Netzwerk. Meine Prämisse dabei lautet: „Work hard, live smart!" Ich nutze meine Arbeitsstunden bedeutungsvoller, leidenschaftlicher und effektiver. Sehe sie nicht mehr als reinen Zweck. Mit besseren Ergebnissen in kürzeren Abschnitten. Früher war mein Tisch nach Vertreterfahrten bei der Versicherung und später als Selbstständiger im Finanzsektor ständig voller Postberge. Briefe, Werbung, Anschreiben. Schrecklich. Dazu mehrere Hundert Emails, die meine Mailbox an die Grenzen brachten.

Ich kenne tatsächlich auch Menschen in Branchen, die trauen sich kaum mehr in den Urlaub zu fahren, da sie regelrechte Angst vor den Tagen danach haben. Vor der Aufarbeitung der Massen. Ich behaupte heute von mir, dass ich die Zeit nun intelligenter nutze, als während meines gesundheitlichen Raubbaus im Scheinwerfer des Workaholics. In wenigen Stunden arbeite ich bewusster. Wenn ich arbeite, dann arbeite ich. Punkt. Wenn nicht, dann nicht. Ein dazwischen und nebenbei in einer Erholungsphase, so wie es viele Herren und Damen am Golfplatz machen, das gibt es bei mir nicht mehr. Ich habe damit das Pensum meiner Telefonate reduziert und auch den Mailverkehr. Und ja, ich betrachte für mich diesen Umstand als Luxus, denn mir ist durchaus bewusst, so etwas bewerkstelligen zu können, ist nicht automatisch gegeben.

Mit LavaVitae möchte ich deshalb auch anderen die Vorgehensweisen vermitteln und Möglichkeiten aufzeigen. Den Wert der Zeit zu schätzen. Eine Botschaft, die ich dir mit vollster Überzeugung mit auf deinen Weg der Veränderung gebe. Ein Weg, den du mit LavaVitae gemeinsam beginnen oder weitergehen kannst. Ich kam auch zu der Erkenntnis, je mehr es in unserem Leben Bedeutungsvolles gibt, desto besser können wir wegfallende Dinge ausgleichen. Sei dir immer bewusst, du gibst allem eine Bedeutung! Wenn der Job nicht mehr eine reine Geldquelle darstellt, wir aus freien Stücken jemanden zu einer literarischen Lesung begleiten und gute Szenen in einem Film entdecken, der uns zuvor nicht gefallen hat. Wertvolle Primärzeit kann bereits vor deinen Augen sein und wird nur noch nicht von dir bemerkt. Es kommt immer auch auf den Blickwinkel an.

Bevor ich es vergesse, ich habe von mir nicht gleich verlangt, Unmengen an Qualitätszeit als solche wahrzunehmen oder alles von jetzt auf gleich umzustellen. Gut funktioniert hat es bei mir in 10 Minuten Schritten. Das ist überschaubar. Darauf lässt sich aufbauen. Probiere es aus! Lass dich inspirieren, orientiere dich dabei nicht zu sehr auf andere. Bleibe dir treu und verfolge deine ganz eigenen Bedeutungen. Was ist schon verloren bei bewussten 10 Minuten Qualitätszeit. Noch etwas: Ein schlechtes Gewissen hat in der Primärzeit nichts verloren. Erst dann kann sie vollends zelebriert werden.

Veränderung, aber auch ein Wandel sind zu gewissen Teilen immer mit Befürchtungen, Mutlosigkeit, manchmal sogar mit Widerstand und Angst verbunden. Auch dem Loslassen von Altem. Ich kann dich beruhigen, das war bei mir nicht anders. Du erinnerst dich an mein anfängliches Scheitern, einen Termin mit dem Gründer des Weltmarktführers in Sachen Zeolith zu bekommen? Oder die Überforderung, in der Selbstständigkeit alles alleine regeln zu müssen? Noch weiter zurück, den ersten Widerstand meiner Eltern, ob eine weiterführende Schule das Richtige ist? Das zunächst unbekannte Territorium als Gründer gehört ebenfalls dazu. Alle Stationen waren mit Befürchtungen und Ängsten, wie es denn weitergeht, versehen. Mit Zweifel an der Veränderung. Ich kann dir versichern, die Zweifel und Unsicherheiten lösen sich in Luft auf! Es lohnt sich, dran zu bleiben und über seinen Schatten zu springen. Ein Wagnis einzugehen.

Mit LavaVitae leben wir Veränderung und machen uns den Wandel zu unserem Verbündeten. Wandel und Veränderung bedeuten dabei Leben, das wir mitgestalten können. Das innere Wachstum und die Werte, die damit einhergehen. Dabei repräsentieren wir ein Grundgerüst von Werten und Möglichkeiten, hinter denen wir stehen und für die wir jederzeit eintreten. Das war mir von der ersten Minute an wichtig. Für Momente von Gesundheit und Vitalität, die uns das Leben bis ins hohe Alter so richtig spüren lassen. Allen voran die Kraft der Gemeinsamkeit und Zugehörigkeit. Wenn wir uns ehrlich sind, Menschen brauchen immer andere Menschen. Das wird in der Gegenwart und auch Zukunft nicht anders sein. Ich ebenfalls. Freunde, Bekannte, Familie. Speziell zur Familie werde ich gleich etwas mehr sprechen, denn ohne sie wäre ich nicht da, wo ich heute bin. Die Partnerinnen und Partner in unserem Netzwerk? Sehr wertvolle Menschen, ohne die unser gemeinsames Auftreten nicht so erfolgreich über die vielen Jahre Bestand gehabt hätte und ohne die auch keine Weiterentwicklung in dem Maße möglich gewesen wäre. Nicht zu vergessen die Kundinnen und Kunden, die wie Zahnräder eines wunderbaren Vorhabens ineinandergreifen. Wir alle zusammen ziehen an einem Strang, um die Bevölkerung gesünder zu machen, das Bewusstsein für Wohlbefinden zu schärfen. Einen Wandel zu mehr Achtsamkeit unter den Menschen zu bewirken. Und natürlich bei uns selbst.

Ich setze mich tagtäglich ein, um eine Orientierung zu geben. Eine Orientierung? Absolut! Denn unser Netzwerk ist eine wunderbare Alternative für alle, die sich verändern möchten. Das sage ich mit gutem Gewissen. Kennst du jemanden? Oder möchtest gar du selbst dich verändern? Mir wird von vielen immer wieder gesagt, wie sie ihr Glück mit dem Schritt in das Partnernetzwerk von LavaVitae gefunden haben. Weil sie ihr Tun mit einem Sinn verbinden, den sie zuvor so nicht gekannt haben. Das sorgt zwischenzeitlich schon einmal für die eine oder andere Träne in meinen Augen, und dafür geniere ich mich so ganz und gar nicht. Es berührt mich einfach sehr, diese unterschiedlichen Charaktere zu sehen, die eben aus dieser Gemeinsamkeit Stärke gewinnen.

Jeden Tag kommen neue spannende Personen durch unsere Türen, die Teil von LavaVitae werden möchten. Es ist schön zu sehen, hier etwas aufgebaut zu haben, das bei vielen Menschen für Sicherheit sorgt. Nicht nur in gesundheitlicher Hinsicht, sondern auch wirtschaftlich. Davon kann in der heutigen Zeit leider nicht mehr ausgegangen werden. Viele Branchen sind nicht besonders stabil, wenn es um die Struktur, den Gegebenheiten und den Einsatz von Mensch zu Mensch geht. Im folgenden Kapitel werde ich noch genauer darauf eingehen. Eines kann ich dir nahezu garantieren: Gesundheit und Wohlbefinden wird nicht nur jetzt, sondern auch in Zukunft Thema bleiben! Wahrscheinlich noch mehr als heute. Somit auch unser Wirtschaftszweig. Wichtig ist für mich dabei auch, Begeisterung zu entfachen. Eine Veränderung gelingt damit etwas leichter. Diese Begeisterung ist uns allen im Netzwerk gemein. Sie macht es auch möglich, mit Freude an und mit den Produkten zu arbeiten. Wenn du einmal diese Zufriedenheit gespürt hast, wirst du nicht mehr zurückwollen.

Apropos Familie. Wie ich diese nun sehe? Als mein ein und alles! Keinen verklärten Ort, sondern als sicheren Boden, der die Stütze meines Daseins für mich bedeutet. Auch wenn ich mit meinen eigenen Eltern nicht immer einer Meinung war. Doch welcher Jugendlicher ist das schon? Viele kluge Sätze begleiten mich nach wie vor. Ich gebe sie auch bei vielen Gelegenheiten weiter. Gerade weil ich meinen eigenen Vater immer so hart arbeiten sah, er sich so aufopfernd um uns kümmerte, gerade deswegen ärgere ich mich heute noch über mein viel zu lange anhaltendes Arbeitsverhalten. Das weder gesund noch verhältnismäßig war. Es hatte mich im wahrsten Wort von meiner Familie weggenommen. Nicht nur in meiner physischen Person, natürlich auch gedanklich. Auch wenn die Ambitionen mit guten Absichten versehen waren. Das wie, wann und vor allem wie lange, eine ernst zu nehmende Problematik, dessen sich viele nicht bewusst sind.

Das sehe ich immer wieder in anderen Branchen, das ging auch bei mir daneben. Nun verbringe ich viel von meiner Primärzeit mit ihnen, wenn ich es nochmals in den Worten von Cheshire Calhoun sagen darf. Ob es ein gemeinsamer Aufenthalt auf einer Almhütte ist oder ein Ausflug nur mit meinen beiden Kindern alleine. Wahrscheinlich habe ich es in den Jahren nicht oft genug betont. Darum möchte ich es hier noch einmal festhalten. Ich bin unendlich dankbar, dass sie allesamt hinter der Idee und dem Verlangen mit LavaVitae durchzustarten, gestanden sind. Mein neuer und veränderter Weg, für Gesundheit einzustehen und dabei die Alltagsqualität nicht aus den Augen zu verlieren, spielte dabei eine große Rolle. Eine völlig veränderte und neue Lebenskonstellation, auch wenn sie gerade in den ersten Stunden ebenfalls mit sehr viel Arbeit verbunden war.

Das Glänzen in den Blicken und meine geteilte Aufregung bei den ersten Paketen werden mir immer im Gedächtnis bleiben. Keinesfalls vergesse ich auch die Stimmung bei den ersten Handgriffen. Für meine Familie, meine und deren Gesundheit und für mich selbst, die Veränderung hat in meinem Fall mehr als gutgetan. Und mit meiner Veränderung versuche ich auch einen Wandel unter den Menschen anzustoßen. Vielem kann entgegengetreten werden. Zeolith und Vita Pure kann dabei helfen. Unser Netzwerk kann dabei helfen. Diese, unsere Region zu einer besseren und gesünderen zu machen. Und danach ganz Europa und darüber hinaus.

KAPITEL 6

Wie ich von Strömungen und Entwicklungen lerne

Ob ich ein Vorbild bin? Das zu beurteilen, überlasse ich anderen. Ich bin mir bewusst, welche Fehler ich begangen habe. Ich bin mir allerdings auch bewusst, wie und was ich aus meinen Erlebnissen gelernt habe. Daraus ziehe ich Schlüsse und Erkenntnisse, die ich nicht nur innerhalb des LavaVitae Netzwerkes weitergebe. Mein Credo: Wenn ich auch nur eine Person erreiche, bedeutet das für mich das Allergrößte. Denn diese Person wird die gleichen Fehler vielleicht nicht machen und ihrerseits das Wissen wiederum an eine weitere Person reichen. Im besten Fall auch mit Begeisterung an mehrere. Vielleicht bist du nach all den gelesenen Zeilen eine davon?

Eine Wirkungsweise, die für mich spannend und faszinierend zugleich ist. Wenn du mich und mein Tun bereits kennst, wirst du ahnen, worauf ich hinaus möchte. Im Detail heißt es, dass wir immer auf der Suche nach Menschen sind, mit denen uns etwas verbindet. Mit einem familiären Näheverhältnis, durch ähnliche Ansichten, wie auch immer gearteten Gemeinsamkeiten. Kurz gesagt, mit denen die Chemie einfach stimmt. Meine Erfahrung über die Jahre hat mir bestätigt, je intensiver wir diese Beziehung pflegen, desto mehr lassen wir uns von Vorschlägen und Entdeckungen mitreißen. Ob es nun ein neues Produkt im Internet ist, oder eine Entdeckung in einem Laden um die Ecke. Wir halten große Stücke von den Empfehlungen, die von diesen wertvollen Menschen in unserem Leben an uns herangetragen werden. So war es bei meinen Freunden und Bekannten, als ich mit der Frohen Botschaft von Zeolith zu ihnen kam. So war es bei vielen in unserem Netzwerk.

Mein Herz und auch das Herz von LavaVitae schlägt nicht nur für den Lavastein, genau diese Weiterempfehlung ist es, die dabei erst so richtig die Leidenschaft entfacht. Sie ist ein zentrales Element in unserem Haus. Sie ist gelebte Philosophie, die pure Freude bereitet. Empfehlen wir etwas von Herzen weiter, dann stehen wir dahinter. Ich kann hier nur von mir sprechen, bin mir aber sicher, bei dir wird es bestimmt auch so sein. Beste Voraussetzungen also, um mit LavaVitae etwas Neues zu beginnen, oder mit uns gemeinsam durch Vita Pure der Gesundheit noch mehr auf die Sprünge zu helfen. Als Kundin, Kunde, oder weiterführend als Partnerin und Partner in den unterschiedlichsten Vergütungsstufen. Möglichkeiten gibt es viele, für deinen Weg ist auch schon alles vorbereitet. Wie auch immer dieser aussieht. Damit sich auf die Begeisterung und das Empfehlen konzentriert werden kann. Etwas näher möchte ich das mit dir aber erst im letzten Kapitel besprechen. Das Empfehlen ist eine Entwicklung im Verhalten des Menschen, das ich nicht mehr missen möchte. Mehr noch. Es ist eine Dynamik, die wir uns im Unternehmen zum Vorbild genommen haben.

Immer wieder begegnen mir auch Strömungen, die zu Trends werden. Die ich zwar oft auch kritisch sehe, mir trotzdem davon Sinnvolles ableite. Nicht alles ist per se als schlecht einzustufen. Zumindest versuche ich es, nicht gleich eine negative Bewertung abzugeben. Es ist wichtig, die Dinge zuerst von mehreren Seiten zu betrachten, sich erst dann ein Urteil und eine Meinung zu bilden. Ein vorschnelles Urteil, nicht meine Art. Niemand sollte auf diese Weise vorgehen. Die Zeiten in denen wir uns befinden, stellen sowieso schon unser Tagesgeschehen in regelmäßigen Abständen auf den Kopf. Gewohntes ist in scheinbar wenigen Augenblicken nicht mehr wieder zu erkennen. Hier vorschnell zu agieren, schafft allerdings keine guten Voraussetzungen. Ein bewusst gemachter Überblick hingegen schon. Quer durch die Branchen beobachte ich, dass die Digitalisierung das Maß aller Dinge ist. Vorweg ist es mir wichtig zusagen, dass für Unternehmen kaum mehr ein Weg daran vorbeiführt. Es sind dermaßen viele veränderte Rahmenbedingungen damit verknüpft und ehe wir uns als Betrieb versehen, verlieren wir im wahrsten Sinne den Anschluss. Du musst dir an dieser Stelle aber keine Sorgen machen, mit LavaVitae haben wir schon in den ersten Jahren dementsprechende Vorkehrungen getroffen.

Partnerinnen und Partner sind bei uns technisch bestens aufgehoben. Mir ist ebenfalls wichtig zu betonen, dass für mich die Digitalisierung kein alleiniges entweder / oder darstellt. Sie soll nicht alles auf Biegen und Brechen ersetzen. Zumindest für mich persönlich nicht. Ich möchte mehr von einer Ergänzung sprechen, denn der Mensch sollte nach wie vor am meisten zählen. Heute dominieren allerdings Schlagworte wie Wirtschaft 2.0, Arbeiten 4.0 und weitere mit Zahlen versehene Begriffe, die jemanden schon einmal etwas ratlos zurücklassen können. Von einer solchen Benennung halte ich nicht sehr viel, da es genug Menschen gibt, die nichts damit anfangen können. Sofern du nicht ein Computertechniker bist, sagen dir Versionsnummern wahrscheinlich nichts. Auch wenn sie mehr oder weniger trendige Ausdrücke sind, die Bezeichnungen haben irgendwo trotzdem ihren Grund. Die Digitalisierung umfasst vor allem die Arbeitsweisen mit Computersystemen und im weiteren Sinne auch mit dem Internet. Dieses Voranschreiten von den Entwicklungsständen wird von der Fachwelt daher gerne im Namen festgehalten. Das geschieht durch diese Nummerierung. Bevor ich zu weit aushole, lass mich ein wenig erzählen, wie ich die Strömung der Digitalisierung erlebe und wie wir mit LavaVitae diese im Unternehmen handhaben. Persönlich schätze ich es sehr, dass die neuen Möglichkeiten den gemeinsamen Zugriff auf Dateien erlauben.

WIE ICH VON STRÖMUNGEN UND ENTWICKLUNGEN LERNE

Ebenfalls ist es für mich ein leichtes, Personen, die nicht im selben Raum sitzen, Informationen direkt auf meinem Computer zu zeigen. Denn ehrlich, Datensticks durch die Gegend zu schicken, die unter Umständen am Postweg verloren gehen, das ist eher mühsam. Jetzt gelingt dies im Handumdrehen. Dabei bin ich alles andere, als ein IT-Fachmann. Ich sehe mich auch hier eher als einen stetig lernenden Laien. Zahlreiche Anwendungen aus der sogenannten Cloud sind mir dabei nicht mehr fremd und aus meinem jetzigen Arbeitsleben kaum mehr wegzudenken. Sie optimieren dabei so manchen Ablaufprozess. Ohne einer solchen Cloud wäre beispielsweise die zügige Übermittlung des Lebensmittellabors nicht garantiert, damit wir Vita Pure auch mit der gewohnten Sorgfalt an die Kundinnen und Kunden weitergeben können. Unsere Qualitätschecks während des Abbaus des Lavasteins hängen ebenfalls von einer nahtlosen Übermittlung ab. Auf einem anderen Wege wäre der Austausch nicht in der raschen und aufbereiteten Form möglich. Nur so können wir mit dem Weltmarktführer an einer gemeinsamen Datenbasis arbeiten.

Die neuen Technologien sind praktisch und von überall aus auf den unterschiedlichsten Geräten verfügbar. Damit einher kommt die Chance des Remote Workings. Wirklich eine tolle Sache! Ich muss dir sagen, ich liebe es! Ich sehe es sogar als kleines Stückchen Freiheit, dort zu arbeiten, wo ich möchte. Ein Büro ist zwar vorhanden, es für Kleinigkeiten nicht aufsuchen zu müssen, eine Wohltat. Oder besser noch. Von meinem Platz am Ossiachersee kann ich ebenso das Wichtigste klären wie auch in den Ortschaften auf meiner Lieblingsinsel. Viele Menschen bei LavaVitae machen es auf eine ähnliche Weise. Sie nutzen die Mobilität, um die unterschiedlichsten Teile der Erde zu erleben, und sind im gleichen Zug mit unserem Netzwerk verbunden. Freiheit, Job, Beruf, Leidenschaft, Erfüllung. Alles in einem, alles im Gleichgewicht. Die imaginäre Trennlinie zwischen der Arbeit und sich so zeigen zu dürfen, wie man lebt, vielleicht auch gerne arbeitet, diese Linie zeigt sich als transparenter Bereich. Getragen von einer Selbstbestimmung, die etwas anders ist, als viele es vielleicht von ähnlichen Branchen gewohnt sind.

Ich muss hierzu erwähnen, dass ein ortsungebundenes Arbeiten mit Cloud & Co für mich wie so vieles als Balanceakt zu sehen ist. Auch in puncto ausgewogener Zeiteinteilung. Dessen Verwendung mit Bedacht geschehen und du dir auch stets bewusst sein solltest, was du wann tust und dabei mit deinen Daten passiert. Wo und von wem sie gespeichert werden. Sowohl privat, als auch geschäftlich. Etliches in puncto Speicherung lösen wir bei LavaVitae daher hausintern durch Experten, nutzen aber auch Programme, von denen wir wissen, wer sie herstellt. Auch wenn ich mich damit nicht bis in das letzte Detail auskenne, die Sicherheit unserer unternehmenseigenen und meiner eigenen sensiblen Inhalte ist mir dennoch sehr wichtig. Mit LavaVitae haben wir die Entwicklung der Digitalisierung schon früh in das Unternehmen gelassen. Und zwar an Stellen, an denen sie ergänzend agiert und eine Erleichterung mitsamt Komfort mit sich bringt. Allen voran der digitale Campus und die Nutzung von Webinaren. Klingt spannend? Ist es auch! Vielleicht bist du schon ein Teil davon, nutzt diese Angebote regelmäßig. Wenn du noch nichts davon gehört hast, möchte ich dir kurz beschreiben, worum es bei diesen Möglichkeiten geht.

Lass mich mit den Webinaren beginnen. In den letzten Jahren wirst du bestimmt schon mit solchen in Berührung gekommen sein. Viele Unternehmen haben diese Kommunikationsplattform für sich entdeckt. Bei uns gehört ein Webinar in mehrfacher Hinsicht seit der ersten Minute zum regelmäßigen Gebrauch im Partnernetzwerk. Ich bezeichne es gerne als mein Tool mit einem „I" im Anfangsbuchstaben. Es präsentiert sich für mich als Inspiration, Information, gepaart mit einer wohlüberlegten Intention! Auch in anderen Unternehmensbereichen. So können nicht nur Neulinge viel Wissenswertes erfahren, sondern auch alte Hasen immer wieder etwas anderes entdecken. Es gibt brandheiße, sensationelle Studien in Zusammenarbeit mit dem Weltmarktführer? In einem Webinar werden dazu alle Fragen beantwortet und die Daten verständlich vermittelt. Mit der Option, gleichzeitig eine große Zahl von Personen zu erreichen. Du magst noch mehr in die Welt des Lavasteins eintauchen? In einem Webinar zeigen dir unsere hausinternen Experten Details, die du bestimmt noch nicht kennst. Das Beste daran ist, weitere Interessierte aus aller Welt können etwa von Partnern dazu eingeladen werden. Wir versuchen die Teilnehmerinnen und Teilnehmer nicht nur zu inspirieren, die Intention ist es auch, explizite Wege aufzuzeigen, wie eine Karriere durch eine Partnerschaft mit LavaVitae Früchte tragen kann. Und warum es LavaVitae in der Form überhaupt gibt. Wenn ich mir einen Tipp erlauben darf, die Top Leader und Sales Webinare solltest du dir nicht entgehen lassen!

Fest steht, ohne das Digitale gäbe es wohl keine solche Plattform. Ich halte es noch einmal fest, auch wenn ich es schon mehrfach geschrieben habe. Als einen vollständigen Ersatz für unmittelbaren menschlichen Kontakt sehe ich sie nicht. Eine Ergänzung könnte allerdings kaum besser aussehen. Übrigens halten wir viele von unseren Meetings auch online ab, denn unser Netzwerk ist heute über die verschiedensten Länder hinweg aktiv. Es ist einfach so gar nicht nachhaltig, wenn für Kleinigkeiten oder kurze Projektabsprachen quer durch die Weltgeschichte geflogen oder gefahren werden muss. Du verstehst bestimmt, wie ich das meine. Es gibt so viele gute Lösungen, damit wir untereinander in ein gutes Licht gerückt werden. Auch durch unsere Kameras an den Geräten gut aussehen. Mir ist es trotzdem wichtig, auch hier das Gleichgewicht zu den Onlinetreffen zu halten. Was ich meine? Die Conventions von LavaVitae! Im letzten Kapitel werde ich noch etwas ausführlicher darüber sprechen, denn sie bilden einen Raum für ganz besonderen Zusammenkünfte. Vielleicht lerne ich auch dich demnächst persönlich dort kennen? Entscheidest du dich für eine Vertriebspartnerschaft, dann wird der digitale Campus interessant. Unter uns: Falls du an dieser Stelle dennoch Ängste oder Zweifel hast, ob dir der Schritt gemeinsam mit uns in eine Selbstständigkeit auch gelingen wird, ich kann dich beruhigen.

Ich musste mir damals in meiner beginnenden Selbstständigkeit erst das Wissen zusammensuchen und mit Ungemach erfahren, was es bedeutet, eben alles selbst erledigen zu müssen. Heute weiß ich, was Unternehmertum bedeutet. Nämlich Menschen, die sich mit auf den gleichen Weg begeben möchten, alles Notwendige bereitzustellen. Sie vorzubereiten und gleichzeitig besser zu machen. Von Beginn an! Das fängt bei den Mitarbeiterinnen und Mitarbeitern an und hört bei den Partnerinnen und Partnern nicht auf. Kurz gesagt: Es ist alles vorhanden, um wirtschaftlich und gesundheitlich neu durchzustarten! Jeder Erfolg beginnt mit einem Anfang. Der Campus ist ein gewichtiger Teil davon. Dabei gerate ich gerne ins Schwärmen, denn wir haben damit im Unternehmen eine von überall aus zugängliche Bildungsplattform geschaffen, die dich in kurzer Zeit fit für deine Vorhaben macht. Direkte Treffen für Produktpräsentationen, Hilfestellungen und die Ausrichtung der Strategien bilden hier natürlich meine zuvor angesprochene Balance. Der Mensch ist und bleibt bei allem im Mittelpunkt, denn um seine Gesundheit geht es doch, oder nicht?

Der Campus selber funktioniert wie eine Akademie, in der du mit Kursen in unterschiedliche Zweige eintauchen kannst. Viele Kurse sind aufeinander aufbauend, andere wiederum stehen für sich. Sie führen dich mit viel Fachwissen in die Vertriebstätigkeit mit dem Lavastein ein. Lass mich einige Punkte anführen, damit du weißt, worauf du dich freuen kannst. Es beginnt mit vielen Tipps und Tricks, wie du das Backoffice von LavaVitae ideal für dich nutzen kannst. Das ist sozusagen das Herzstück, eine übersichtlich angelegte Basis, in welcher du zu jeder Stunde deinen Status und Karriereweg einsehen kannst. Stelle es dir als mobiles Büro vor, das in aller Ruhe dort genutzt werden kann, wo du es möchtest. Ich bin nach wie vor begeistert, wie übersichtlich und einfach gehalten sich die Oberfläche zeigt. So unkompliziert wie möglich zu sein, lautete vom ersten Start weg meine Vorgabe. Im Hintergrund unterstützt eine durchdachte Struktur mit allen wichtigen Informationen aus unserem Netzwerk. Ich nutze die Umgebung täglich, um in Kontakt zu bleiben und mir Übersicht zu schaffen.

Apropos Kontakte. Solltest du noch nicht so geübt darin sein, dir ein eigenes Netzwerk aufzubauen, auch hier wirst du im Campus fündig. Kurz zur Erklärung: Das LavaVitae Netzwerk besteht aus einer Vielzahl von kleinen Netzwerken, die wie in einem fein justierten Uhrwerk ineinander übergehen. Allesamt sind wichtige Bausteine für unsere Gemeinsamkeit! Ausnahmslos! Das Netzwerk erweitert sich nicht, wenn die Begeisterung nicht weitergetragen wird, keine Empfehlung gegeben wird.

Da fällt mir ein, wenn du Social Media-affin bist, aber vielleicht noch nicht richtig weißt wie, kannst du dir im Campus ebenfalls ein Bild machen. Was ein gutes Profil ausmacht und wie Produkt mitsamt Story Postings in Szene gesetzt werden. Und ja, Social-Media-Kanäle sind eine Riesenchance für eine Präsentation! Sie bieten eine hervorragende Möglichkeit, eine breite Masse zu erreichen. Auf eine weitgehendst unkomplizierte Weise. Diese vernünftig zu bespielen, benötigt allerdings immens viel Zeit. Gleiches gilt für die Moderation und Pflege. Die Kontrolle über Inhalte aus diversen Kommentaren kann sich schon einmal als knifflig erweisen. Ich arbeite auf diesem Gebiet daher mit Profis aus der Wirtschaft zusammen. Privat bin ich zurückhaltender, wenn es um die Nutzung von Social Media geht. Mache dir bewusst, wie viel Zeit du dafür aufbringen kannst und was genau du mit deinem Kanal erreichen möchtest. Sprich, Kundinnen und Kunden zu finden oder Informationen und Neuigkeiten an Menschen zu übermitteln, die du bereits kennst. Ich schlage vor, es abhängig von deiner Zielgruppe zu machen. Wem möchtest du etwa Vita Pure zeigen? Wem die Naturkosmetik? Wem die Anti-Aging Cremen? Ich bin mir sicher, du wirst die richtige Wahl treffen. Wenn Social-Media-Kanäle in dein Konzept passen, dann leg damit los.

Du hast jemanden, der dich dabei unterstützen kann? Sehr gut! Neben dem Campus findest du auch in unserem Netzwerk dahingehend Hilfe, solltest du nicht weiterwissen. Alleine gelassen wird damit niemand! Eines der wichtigsten Dinge im Bereich von Social Media möchte ich dir nicht vorenthalten. Kontinuität! Ich habe beobachtet, dass allen Experten, Firmen und gut auf den Plattformen vertretenen Betrieben eines gemein ist: Wenn sie eine Kampagne, Geschichte oder Auftritt beginnen, verwirklichen sie die Inhalte von A bis Z. Ohne Wenn und Aber. Nimm mich hier wirklich beim Wort. Nichts wirkt sich langfristig schlechter aus, als in der Mitte abgebrochene Reihen und Postings. Die Nutzer beginnen in der Folge nicht mehr mit dir zu interagieren, wandern im schlimmsten Fall ab und kommen nie mehr wieder. Von vornherein in den Planungen den Kopf einzuschalten, hilft hier sehr viel weiter. Ich muss trotzdem offen zugeben, dass die Digitalisierung auch die Schnelligkeit teils in unangenehme Höhen schnellen hat lassen. Social Media macht hier keine Ausnahme. Einer der Gründe, warum ich mich bewusst im persönlichen Tun davon herausnehme. Wenn du bis hierher gelesen hast, wirst du verstehen warum.

Andere Menschen wiederum blühen darin auf. Verlerne bei alledem nicht das Entschleunigen. Soll auch heißen, nimm dir genügend Zeit für den digitalen Campus. Nimm dir Zeit für die Kurse. Ganz ohne Hektik. Konzentriere dich dabei auf das Wesentliche. Bevor ich es vergesse, eine Strömung war von Anfang an bei uns erste Wahl. Ich spreche vom E-Commerce, also der elektronischen Geschäftsabwicklung und dem Kauf und Verkauf von Waren über computergesteuerte Verbindungen, wie es der Fachjargon beschreibt. Klingt im ersten Moment etwas sperrig. Es benennt im Prinzip das, was wir schon seit etlichen Jahren gewohnt sind. Jetzt mehr denn je. Wir kaufen allerhand Dinge im Internet, die per Paketdienst geliefert werden. Für viele Betriebe war E-Commerce lange Zeit eine Strömung mit dem sogenannten „Nice to have Touch". Fokus und Qualität waren kaum vorhanden, es lief bei vielen eher so nebenher, wenn ich es so bezeichnen möchte. Die Folge: Viele Betriebe haben es verschlafen, den Verkauf auch im Internet stattfinden zu lassen oder diesen überhaupt dorthin zu verlagern.

Ich kann dir garantieren, wir haben nichts verschlafen. Ganz im Gegenteil. Denn der Verkauf unserer Waren passiert bei LavaVitae ausschließlich online und verschickt wird über die kürzesten möglichen Wege. Heißt auch, dass du Medizinprodukte wie Vita Pure nie in einer lokalen Apotheke oder einem Fachladen kaufen können wirst. Wir haben uns bewusst dagegen entschieden. Meine Beweggründe zu reinem E-Commerce lassen sich in wenigen Zeilen zusammenfassen. Der Kaufprozess kann ohne jegliche Verzögerung getätigt werden, eine wirklich tolle Sache. Uns war es sehr wichtig, die Bestellabwicklung einfach zu lösen und dabei verschiedene Bezahlmethoden einzubeziehen. Die damit verbundenen Transaktionskosten sind überschaubar. Die Kundenerwartung, ein benutzerfreundliches System vorzufinden, auch das klappt damit hervorragend. Die Einbindung in das Warenwirtschaftssystem machte seit der ersten Verwendung keine Probleme. An dieser Stelle ein großes Dankeschön an unsere Experten, die hier am Werk sind! Mit gefällt ebenfalls sehr, dass die Wartung und Pflege flüssig gelöst werden kann und so ein ideales Service für die Besteller vorhanden ist. Was kann ich mehr davon verlangen?

Ich kann sagen, dass die Kundenzufriedenheit sehr hoch ist und wir diesbezüglich auch immer Feedback einholen. Wie zufrieden waren Besteller mit der Lieferung? Ist die Produktinformation ausreichend? Ist eine Handhabung in Bereichen unklar? Überhaupt ist die Ebene des Austausches mit dem Einsatz von E-Commerce vielfältiger geworden. Der große Vorteil liegt einmal mehr in der Erreichbarkeit unseres Shops. Das funktioniert nämlich ebenfalls rund um den Globus und mit den unterschiedlichsten Geräten. Vor allem auch zeitlich unabhängig, zu jeder Uhrzeit. Du bist im Urlaub und möchtest deine neue Dose Vita Pure im Postkasten haben, wenn du wieder zu Hause bist? Kein Problem! Es lässt sich völlig unabhängig von Zeit und Ort agieren. Trotz alledem ist unser Einsatz von E-Commerce nicht abstrakter Natur. Immer sind Menschen damit verbunden und nicht nur reine Computersysteme mit einem Zahlenspektrum von 0 und 1.

Der Gedanke mit den Computersystemen bringt mich auch zu einer technischen Entwicklung, die ich gerne als Medaille mit zwei Seiten bezeichne. Bestimmt hast du schon von der Künstlichen Intelligenz gehört. Du wirst dich jetzt vielleicht ein wenig wundern, warum ich von dieser spreche. Lass mich ein wenig erklären. Die KI, wie sie von Experten gerne kurz und knapp genannt wird, ist schon seit geraumer Zeit stetige Begleiterin im Alltag. Das war dir bis eben nicht bewusst? Mir anfangs auch nicht. Regelrecht gestaunt habe ich über die Beispiele, die teils in unserem tagtäglichen Gebrauch kaum mehr wegzudenken sind. Gleichsam auch so präsent sind, dass ich sie kaum damit zusammenhängend wahrgenommen habe. Die unterschiedlichen Sprachassistenten der großen Technologiefirmen etwa. Sie basieren allesamt auf der Künstlichen Intelligenz. Zu finden in der Sprachsteuerung bei Fernsehgeräten oder Mobiltelefonen, die mithilfe von Datenbanken selbstständig aus Sprachmustern lernt. Davon hängt unter anderem auch die Qualität der Suchergebnisse ab.

Denke daran, wenn du das nächste Mal dein Handy benutzt.

Gleiches gilt für das sogenannte Smart Home. Ich konnte schon live miterleben, wie ein solches funktioniert. Ein ganzes Haus wird mit der eigenen Sprache und der KI zum Leben erweckt, wenn ich es einmal so beschreiben möchte. Es stellt sich automatisch auf die Bewohner ein. Das beginnt von der Steuerung von Lichtverhältnissen, der Temperatur, dem Garagentor und den Rollläden. Es gibt noch mehr! Eigene Fotos können mit den passenden Programmen ebenfalls nahtlos in bestehende Bilder integriert werden. So, als ob sie schon von Anfang an Bestandteil gewesen wären. Die Intelligenz berechnet hier nicht selten verblüffende Ergebnisse. Die Bilderkennung zieht daraus ebenfalls ihren Nutzen. Faszinierend! Da fällt mir auch ein, bist du mit Musikstreaming vertraut? Ja? Große Anbieter kennst du wahrscheinlich. Ist dir allerdings auch bewusst, dass eine KI im Hintergrund die Musikvorschläge vorbereitet? Individuell zugeschnittene Playlists entwirft? Für meine Kinder gehört das Streaming zum Tagesgeschehen. Egal ob Musik oder Serien. Zugegeben, so Einiges davon ist sehr praktikabel. An vieles habe ich mich selbst schon gewöhnt. Trotzdem hat für mich diese Entwicklung eine zweite Seite.

Der deutsche Philosoph Richard David Precht beschreibt dazu Facetten der KI, die tief in mir ein Unbehagen erzeugen. Warum? Weil ich befürchte, dass es dadurch auch zu einem Rückschritt kommt. Und zwar in puncto Menschlichkeit. Dem Menschen an sich, in seiner Person. Denn in seinen Ausführungen mahnt Precht durchaus verhältnismäßig, dass das Ziel bei der Integration nahezu aller künstlicher Intelligenzen eine Gewinnung von Kontrolle ist. Um mit diesem Vorgehen Gewinne ungeahnten Ausmaßes zu erwirtschaften. So könnte ich etwa die Vorschläge in Musikstreaming auch mit Vorsicht betrachten. Es wird nicht nur Geld damit gemacht, sondern auch mein Hören in eine mehr oder weniger kontrollierte Richtung gebracht. Suchergebnisse sind ebenfalls von der KI auf meine Vorlieben abgestimmt. Etwas überspitzt formuliert: Meine Rolle beschränkt sich im Drücken des Abspielknopfes.

In größeren Dimensionen passiert dies in der Medizintechnik oder auch im Bereich des Militärs. Bitte verstehe mich nicht falsch, es gibt viele gute Anwendungen, die den Komfort schon sehr zuträglich sind. Mir bereiten in erster Linie solche Dinge Kopfschmerzen, die mit dem alleinigen Vorsatz der Kenntnisgewinnung auf den Markt gebracht werden. Und zwar der detaillierten Kenntnis über Bürger oder Kunden. Nicht selten passiert dies unter dem Tarnmantel der technischen Errungenschaft. Der Mensch wird beinahe zur Ware mit einer Zahl über dem Kopf degradiert. Der Philosoph sagt aber auch, dass das kapitalistische Denken genau genommen gar nicht in der Natur des Menschen liegt. Überrascht dich das? Trotzdem wird der Wachstumszwang von Investoren oder Entwicklern als eine Stufe der Evolution ausgelegt, die nicht aufzuhalten ist.

Ich muss auch an dieser Stelle kurz einhaken, dass absolut nichts gegen eine gesunde wirtschaftliche Weiterentwicklung spricht. Sie ist ein Stück weit auch notwendig. Das gilt auch für LavaVitae. Wenn die Künstliche Intelligenz allerdings auf einen Zwang trifft, Wachsen zum Muss wird, noch schnellere Logistik mit an Bord sein muss, dann ist es meist um die Moral nicht mehr gut bestellt. Denn dann ist das Menschliche beinahe schon ein Hindernis. Auch wenn es ein wenig provokant klingt, ich sehe diese Seite schon sehr kritisch. Ich möchte sogar behaupten, in Zukunft wird es eine große Bandbreite an Jobs schlicht nicht mehr geben. Weil auf Menschen und Branchen vergessen wird, die durch KI & Co verdrängt werden und sich nicht einfach irgendwie umschulen lassen. Ich denke beispielsweise an Fahrer eines Lastkraftwagens, die den selbstfahrenden Vehikeln irgendwann Platz machen müssen. Manche Warenanbieter setzen im ganz großen Stil auf künstlich geschaffene Intelligenzen, in dem sie riesige Supermärkte beinahe ohne Menschen aus dem Boden stampfen. Es wird hineinspaziert, die Waren wandern in deinen Einkaufswagen und schnurstracks geht es wieder hinaus. Alles andere passiert automatisch im Hintergrund. Die menschliche Belegschaft ist auf ein Mindestmaß reduziert. Da sei die Frage erlaubt, wo das noch passieren wird?

Der deutsche Philosoph Richard David Precht fragt sich seinerseits auch, welche Programmierung der KI gesellschaftlich akzeptiert ist? Einmal mehr die Frage der Moral. Und: Wer entscheidet, in welchen Bereichen der Mensch nicht mehr gebraucht wird? Vielleicht wunderst du dich etwas, warum ich das in dieser intensiven Weise anspreche. Mit LavaVitae treten wir dem mit voller Kraft entgegen. Das ist der Grund! Von Mensch zu Mensch, von Freund zu Freund. Bei uns wird auch weiterhin das Persönliche im Vordergrund bleiben. Eine Empfehlung von echten Menschen, an echte Menschen. Denn das praktizieren wir auch trotz, oder vielmehr wegen dem Einbezug des Digitalen und Tools wie dem E-Commerce, dem Campus oder Webinaren. Keine Künstliche Intelligenz werkt bei uns im Shop, echte Personen pflegen und hegen die Warenwirtschaft. Ich kenne sie alle beim Namen, für mich ist niemand eine bloße Zahl am Papier. Wenn auch das Wirtschaftliche wichtig ist. Nur das hängt eben auch von der Zusammenarbeit untereinander ab.

Die Kollaboration ist bei uns nicht nur Trend oder eine neue Norm, sie hält das Netzwerk in Bewegung. Sowohl im realen, als auch digitalen Leben. Die elektronischen Komponenten unterstützen dort, wo sie Sinn ergeben. Ausschließlich virtuell und rein im Digitalen, eine solche Verschiebung wird in unserer Branche nicht stattfinden. Die Personen und deren Gesundheit wird immer im Mittelpunkt bleiben. Das wird nie anders sein. Dazu stehe ich einmal mehr mit meinem Wort.

KAPITEL 7

LavaVitae, meine Welt! Deine Welt!?

Macht es Sinn, den Menschen einen Schutz zu bieten und ihnen mehr über LavaVitae und den Stein des Lebens zu erzählen? Ja, absolut! Das ist meine Leidenschaft, das wird sie bleiben. Ich liebe meine Arbeit und die Art und Weise, wie ich arbeiten kann. Vor Jahren noch bestimmte mein Schalten und Walten im Finanzsektor mein Leben. Jetzt sind alle Sinne mit dabei, jetzt lebe ich meine Arbeit! Ein Unterschied, der immens viel ausmacht. Sie ist meine Welt, in der ich mich mit vollster Überzeugung bewege. Dabei muss ich auf nichts verzichten und in keinem eng geschnallten Korsett agieren. Das gesellschaftliche Müssen ist zu einem Wollen geworden, das von meinem Innersten getragen wird. Das ist für mich Freiheit und Privileg zugleich, dessen bin ich mir bewusst. Wenn ich dir nun sage, dass eine solche Welt auch für dich möglich ist? Vieles was eine Partnerschaft mit LavaVitae ausmacht, habe ich in den vergangenen Kapiteln schon beschrieben. Einen weiteren sehr wesentlichen Punkt möchte ich dir noch näher vorstellen.

Ich spreche vom LavaVitae Vergütungsplan, der fair, gestaffelt und vor allem in mehreren Varianten verfügbar ist. Das war mir schon bei der ersten Zusammenstellung meiner Konzepte wichtig. Ein wirtschaftliches Standbein im Netzwerk soll von einer einwandfreien und vor allem nachvollziehbaren Honorierung geprägt sein. Über die zudem volle Kontrolle und Übersicht gegeben sein muss. Zu jeder Zeit. Dahingehend wird etwa unser digitales Backoffice sehr geschätzt. Alle Zahlen, Daten und Fakten sind dort einsehbar, nichts wird aus den Augen verloren. Lass mich aber etwas mehr ins Detail gehen, damit du dir ein gutes Bild machen kannst. Falls du dich hier schon gut auskennst, wie wäre es mit einer Vertiefung, einem Schritt auf die nächste Stufe? Ich bin mir sicher, für jedes Vorhaben ist das passende Segment zu finden. Wie du bereits weißt, ist die Empfehlung die Basis, um unser Netzwerk wachsen zu lassen. Eines der einfachsten Dinge, denn in der Regel stehen wir mit vollstem Herzen dahinter. Mehr braucht es nicht, um erfolgreich zu sein. „Ich habe Angst, ein Vertreter sein zu müssen!", „Das Verkaufen traue ich mir nicht zu.", oder „Mir bereitet der Beruf des Verkäufers großes Unbehagen.". Nicht selten höre ich solche Gedanken im Vorfeld, wenn es um ein mögliches wirtschaftliches Standbein geht.

Solche Mythen und Vorstellungen haben hier keinen Platz. Das sage ich jetzt in aller Klarheit! Die Kraft des Netzwerkes liegt in der Empfehlung. Ohne Wenn und Aber. Ich sage jetzt nicht, dass solche Gedanken nicht ihre Berechtigung haben. Allerdings in Branchen, die ihr wirtschaftliches Handeln auf der reinen Akquise, dem reinen Verkauf stützen. Und ja, damit meine ich auch die vergangenen Tätigkeiten in der Versicherungsbranche und dem Finanzsektor. Ich kann sehr gut verstehen, warum diese Bereiche für ein mulmiges Gefühl sorgen können. Ich sage einmal mehr, diese Angst hat bei uns im Unternehmen keinen Platz. Ein Unwohlsein in der Tätigkeit bietet die denkbar schlechteste Basis. Bei LavaVitae dreht sich alles um die spielerische Empfehlung mit Freude, so wie es einige Menschen im Netzwerk beschreiben. Ein Credo, das ich sehr gerne wiederhole. Welches guten Gewissens und aus eigener Überzeugung gemacht wird.

Übrigens funktioniert das alles nicht ohne Vertrauen. Es soll nie versucht werden, andere zu Käufen zu überreden oder gar zu drängen. Ich empfehle, weil es mir gefällt, für ein gutes Körpergefühl sorgt. Unsere Produkte stehen dabei für sich. Mit Qualität und Wirksamkeit. Wer sie probiert, kann aus freien

Stücken entscheiden, welcher weitere Weg eingeschlagen wird. Ob er in die wirtschaftliche Richtung geht, oder bei der reinen Verwendung bleibt. Wie das mit der Vergütung nun aussieht und wie diese zusammengesetzt ist? Neugierige und Interessierte die einen Partnerstatus bei LavaVitae anstreben, erwerben eine Lizenz. Mit dieser besteht zunächst die Option, die vielfältigen Produkte von LavaVitae zu vermarkten. Das alleine kann bereits ein sehr gutes Standbein bilden. Jetzt kommt aber etwas sehr Spannendes, das du so vielleicht nicht erwarten wirst. Falls du mit dem klassischen Franchise Systemen vertraut bist, dort gibt es grundsätzlich Franchisenehmer, die von ein und derselben Stelle ihre Pakete, ihre Lizenzen bekommen. Die Berechtigung, Lizenzen zu erteilen, bleibt ausschließlich in der Kompetenz des ursprünglichen Unternehmens.

Nicht so bei LavaVitae. Jede Partnerin und jeder Partner hat in der Folge auch die Möglichkeit, selbstständig weitere Lizenzen zu vermarkten. Die Lizenznehmer können sozusagen zu Lizenzvergebern werden! Wenn ich also eine Lizenz vergebe, bin ich mit Prozenten an den Umsätzen des Lizenzempfängers beteiligt. Ich bezeichne es gerne als „Franchise auf Empfehlung". Wenn ich ehrlich sein darf, ich finde diese Chance einfach großartig und eine Überlegung wert. Das Wirtschaftliche beruht im Unternehmen somit auf einer Mischung aus Franchising und Empfehlungsmarketing. Mit LavaVitae holen wir das Beste aus den Welten und machen sie zu einer ganz eigenen, eigenständigen und unverwechselbaren Umgebung. Viele Menschen im Netzwerk verbinden beide Varianten und haben damit ihr persönliches Glück mitsamt finanzieller Stabilität gefunden. Für einen solchen Schritt ist jegliche Unterstützung von unserer Seite gegeben.

Apropos finanzielle Stabilität. Aus der Vermarktung von Produkten und der Vermarktung von Lizenzen ergeben sich nun drei große Möglichkeiten, Einkommen zu generieren.

Vorweg möchte ich versichern, alle Einkommensbausteine sind für alle Partnerinnen und Partner gleichermaßen zu erreichen. Ausnahmslos! Ein engagiertes Vorgehen zu Beginn vorausgesetzt. Im Zuge des ersten Bausteins, kurz und knapp Products & Sales, erfolgt eine faire Vergütung für Produktempfehlungen. Sprich, wenn diese dann auch von den Personen gekauft werden, die eine solche Empfehlung erhalten haben. Sei es für eine Dose Vita Pure, oder dem Vitamin Boost Getränk Vita Intense. Je höher die gekaufte Menge, desto höher auch der vergütete Betrag. Eine noch tiefere Beteiligung kommt in der zweiten Form zur Geltung. Diese nenne ich mit einer Bestimmtheit Team & Dynamics, denn um sie dreht sich sozusagen das gesamte Netzwerk. Hier wird ein aktiver Aufbau vollzogen, der ebenfalls von seiner Begeisterung lebt. Nur Menschen, die von sich aus von der Sache überzeugt sind, werden auch als künftige Lizenzgeber weitermachen. Das Wachstum des Netzwerks liegt in der gemeinsamen Stärke. Nochmals für dich auf den Punkt gebracht:

Wird eine Lizenz vergeben, entsteht eine Beteiligung am Umsatz der Lizenznehmer. Die wiederum ihrerseits bei einer Vergabe beteiligt sind. Eine wunderbare Dynamik, die hier zu spüren ist. Sie macht den Schwung des Netzwerks aus. War nicht von drei Möglichkeiten die Rede? Das stimmt! Der dritte Baustein für eine Vergütung kommt schließlich einer Königsklasse gleich. Sie resultiert nämlich aus den ersten beiden Bausteinen, ist sozusagen eine Kombination von beiden. Lizenzen und Produkte werden gemeinsam von einer Person vermarktet. Was daraus entsteht, hast du bestimmt schon einmal als Begriff gehört. Was genau ich meine? Ich spreche von einem Passiven Einkommen! Heißt, dass meine eigene momentane Arbeitsleistung nicht mehr von diesem Einkommen abhängt und damit in Verbindung steht.

Klingt das nicht großartig? Damit dieser Punkt erreicht wird, ist ein aktives Zutun im Aufbau allerdings unabdingbar. Zu beachten ist auch, dass der Weg zu einem Passiven Einkommen zunächst mit realistischen Erwartungshaltungen und Schritt für Schritt erfolgen sollte. Ein Weg, den es sich zu gehen lohnt! Übrigens ist das Passive Einkommen seinerseits mit unterschiedlichen Vergütungsstufen versehen. Falls du dazu mehr wissen möchtest, dein LavaVitae Kontakt und Empfehlungsgeber weiß darüber Bescheid und hat die passenden Antworten auf etwaige Unklarheiten. Erkundige dich bei einem persönlichen Termin dann gleich über die unterschiedlichen Varianten von Partnerlizenzen, bei denen auch in die Tiefe gegangen werden kann. Nur so viel: Dabei handelt es sich um die Stufen Light, Advanced und Professional. Bei allem ist es mir noch wichtig zu sagen, dass die Partner in den Vergütungsvarianten autonom und ganz nach ihrem eigenen Zeitmanagement arbeiten können. Wenn Freude und Begeisterung im Vordergrund stehen, ergibt sich alles Weitere beinahe wie von selbst.

Ich lebe meine Arbeit bei LavaVitae auch deshalb mit aller Leidenschaft, weil unser Produkt Vita Pure etwas ganz Besonderes ist. Was es macht, was es kann und welcher Weg des Abbaus durchlaufen wird, war über die Kapitel hinweg immer wieder Thema. Auch hier bin ich sehr stolz, dass wir gemeinsam mit dem Weltmarktführer etwas Einzigartiges geschaffen haben. Etwas, das es so kein zweites Mal gibt und die Welt für viele Menschen ein Stück weit besser macht. Lass mich noch einmal etwas in die Tiefe gehen, denn zwei wichtige Dinge sind noch nicht näher zur Sprache gekommen. In meinen Zeilen ist dir zusammen mit Vita Pure bestimmt die Bezeichnung Medizinprodukt aufgefallen. Wahrscheinlich wirst du dich ebenfalls gefragt haben, was es sich mit der Premium Kategorie auf sich hat. Auf beides möchte ich folgend eingehen, denn ohne sie wäre Vita Pure in der Form schlicht nicht möglich. Auch viele andere Produkte von uns nicht.

Ein Medizinprodukt zu sein, ist mit den strengsten Auflagen

verbunden, die es in der Herstellung und der anschließenden Vermarktungserlaubnis gibt. Die Sicherheit der Konsumenten hat dabei oberste Priorität. Daran gibt es nichts zu rütteln. Über unsere hauseigenen Prozesse hast du schon einiges erfahren. Es passiert allerdings noch mehr. Damit Vita Pure das Label eines Medizinprodukts tragen darf, muss es sich in einer sogenannten benannten Stelle im öffentlichen Auftrag einem Zertifizierungsverfahren stellen. Von einer Einrichtung außerhalb unseres Unternehmens, im Rahmen einer standardisierten Vorgehensweise. Klingt im ersten Moment fürchterlich bürokratisch, dient allerdings zur rechtlichen, personellen und fachlichen Absicherung. Neben wirkungsbezogenen Aspekten werden auch produktionstechnische Vorkehrungen überprüft. Womit könnte das verarbeitete Material reagieren? Haben die Verarbeitungsschritte negative Auswirkungen auf die Umwelt oder die ausführenden Mitarbeiter?

Es sind auch Fragen wie diese, die unter externer Begutachtung geklärt werden. Darüber hinaus müssen in unserem Fall auch EU-Normen erfüllt sein. Das ist sehr wichtig, denn schließlich wird Vita Pure mit Wasser eingenommen und soll nicht verstoffwechselt werden. Kurz zu deiner Information: Hier liegt auch der wesentliche Unterschied zu einem Arzneimittel. Ein solches wird vom Körper verstoffwechselt! Der Wirkstoff wird in die Blutbahn aufgenommen und greift in die Stoffwechselvorgänge unseres Organismus ein. Er gelangt überall hin. Ein Medizinprodukt hingegen hat ein rein physikalisches Wirkprinzip. Wenn du dich erinnerst, versehen unsere fein vermahlenen Gesteinspartikel ihre Wirkung ausschließlich im Darm und binden dort auf physikalische Weise Schadstoffe an ihre Kristallgitterstruktur. Diese nachgewiesene Hauptwirkung und das damit verbundene ausgeklügelte Verfahren für die Gewinnung, den Abbau und die Aufbereitung macht Vita Pure zu einem Medizinprodukt der Sicherheitsklasse IIb.

Ich möchte an dieser Stelle nochmals festhalten, dass durch diese Einordnung eine erhöhte Sicherheitsklasse zu Tragen kommt. Gemeint ist damit, dass die Wirkung der eigenen Produkte nur mehr mit eigenem Material nachgewiesen werden darf. Das habe ich an anderer Stelle bereits kurz erwähnt. Ob das nicht immer so war, fragst du? Leider nicht. Vorher genügte es, auf entsprechende Fachliteratur zu verweisen. Mit den neuen Bestimmungen haben es Mitbewerber wesentlich schwerer. Wie du bereits weißt, haben wir einen immensen wissenschaftlichen Nachweis im Gepäck. Einen solchen können viele andere schlicht und einfach nicht erbringen. Das sage ich mit vollster Überzeugung. Bei Vita Pure ist gesetzlich alles am neuesten Stand und konform aller Richtlinien aufbereitet. Es ist absolut sicher für den menschlichen Organismus. Bevor ich es vergesse, Zeolith selbst besitzt einen großen Einfluss auf die Struktur des Wassers, mit dem wir es einnehmen. Es wird durch das Vulkanmineral im Sinne einer Wasserbelebung wieder zu lebendigen und strukturierten Wasser. Das bestätigt und unterstreicht der renommierte Arzt und Wissenschaftler Dr. Karl Hecht auch immer wieder.

Auf den Punkt gebracht heißt das, dass du dich auf LavaVitae und Vita Pure verlassen kannst. Es mit gutem Gewissen weiterempfehlen kannst. Auch alle anderen Produkte. Übrigens, das entsprechende CE-Kennzeichen für ein Medizinprodukt findest du gemeinsam mit der Nummer der zertifizierenden Stelle auf jeder Dose von Vita Pure. Jetzt fehlt noch die Krönung, die unseren Zeolith zu einem Premium-Zeolith macht und Pure damit zum Premiumprodukt. Worauf ich hinaus möchte? Ich bin mir sicher, du hast davon schon einmal gehört oder vielleicht hast du auch schon mit einem der tollen Menschen aus dem LavaVitae Netzwerk darüber philosophiert. Ich spreche von unserer unvergleichlichen Veredelung, die dem Zeolith zu seinem geschätzten Status verhilft. Gemeinsam mit der Verarbeitung des hochwertigen Materials bildet sie eine unverzichtbare Achse, die nicht unerwähnt bleiben darf.

Wenn es nun um die Prinzipien des Lebens geht, ist für mich vor allem der Faktor Qualität von Bedeutung. Der Lavastein selbst ist schon mit einer Fülle an qualitativer Ur-Information durchzogen. Bei der Veredelung geht es nun darum, die Verbindung zur Natur vollends und mit höchster Güte wieder herzustellen. Dazu musst du folgendes wissen: Jedes Element, jede Pflanze und jedes Lebewesen hat eine ganz individuelle Schwingung. Das lässt sich gut sichtbar machen. Du erinnerst dich an die Wassertests des Japaners Masaru Emoto? Mit einer ähnlichen Beforschung sind uns visuelle Nachweise für die Veredelung gelungen. Der Zeolith-Klinoptilolith in Vita Pure zeigt sich als ein siliziumhaltiger Kristall mit einer außerordentlich guten Speichereigenschaft für solche Schwingungsinformationen. Von Informationen, die aus der natürlichen Umgebung der Urzeit stammen. Die ursprünglich und rein sind. Aber eben auch Schwingungen mit aufnimmt, die etwa unweigerlich aus Verarbeitungsprozessen und technischen Produktionsprozessen entstehen.

Stell dir beispielsweise das Vibrieren von Maschinen im Zuge des Abbaus oder Transports vor. Trotz sorgfältiger und schonender Herstellung kommt es auch bei Naturprodukten zu einer unvermeidlichen Veränderung der ursprünglichen Schwingungen. Sie übertragen sich, werden gespeichert. Ich möchte dir noch ein anderes Beispiel geben. Gehen wir gemeinsam nochmals zum Wasser zurück. Rufe dir das kühle Nass aus einer Bergquelle in deine Gedanken. Du hast bestimmt schon aus einer solchen Quelle das frische Bergwasser getrunken. Das gleiche Wasser wird direkt aus der Quelle anders schmecken, als nach einer kilometerlangen Reise. Gepresst durch unorganisch gerade Rohre, die ins Tal führen. Stimmst du mir zu? Der Weg nach unten ist mit jeder Menge Schwingungen verbunden. Beginnend von Gefällen, Rohrbewegungen oder Erschütterungen. All das schlägt sich im Wasser nieder. Eine logische Folge, sagst du? In der Tat! Vielleicht ist das Phänomen der Schwingungen jetzt etwas besser zu verstehen. Sie sind ein Teil von uns, der Natur und von Menschen gemachten Dingen. Auch wenn sie schwierig zu erfassen sind. Was genau unsere Veredelung nun so speziell macht?

Bei diesem Vorgehen haben wir ein sogenanntes Naturresonanzverfahren verfeinert und es behutsam auf unsere Erfordernisse angepasst. Mit der Vorgehensweise gelingt es, die ursprünglichen Schwingungen in einen Takt zu bringen, den sie vor Jahrmillionen vollzogen haben. Soll heißen, dass nach der Veredelung alle gespeicherten Wasserkristalle einen geschlossenen und gesunden sechseckigen Kern besitzen. Nochmals zusammengefasst: LavaVitae aktiviert alle Produkte mit einem speziellen Naturresonanzverfahren und stellt ihre ursprüngliche Schwingungskraft wieder her und erreicht damit einen Premiumstatus. Du magst dich jetzt vielleicht fragen, warum das Ganze gemacht wird?

Mit dieser Prozedur sind die Inhaltsstoffe noch besser bioverfügbar! Unser Körper kann auf diese Weise wesentlich mehr davon verwerten. Die Wirkeigenschaften auf Zellebene sind signifikant verbessert. Davon profitieren unsere Gesundheit und Vitalität. Gemeinsam mit allen Sicherheitsvorkehrungen und höchsten Qualitätsansprüchen entsteht ein Premiumprodukt, dass du in der Form nirgendwo anders finden wirst. Wer mich und LavaVitae kennt, weiß, dass das keine haltlosen Phrasen sind. Es ist alles wissenschaftlich untermauert. Frage bei deinem LavaVitae Empfehlungsgeber nach unserer Zellstudie! In dieser werden nicht nur die Unterschiede in den Wirkungen zwischen dem veredelten Vulkanmineral Vita Pure und nicht veredelten Produkten herausgearbeitet, sondern auch mit den besten Mitbewerbern am Markt verglichen. Die Ergebnisse sind in der Tat sehr spannend! Mehr möchte ich an dieser Stelle nicht vorwegschicken. Am besten machst du dir selbst ein Bild davon.

Von Mensch zu Mensch, von Freund zu Freund. Diese Philosophie hat nicht nur in meinem Herzen einen gesonderten Platz, sie ist auch fest in den Werten des Unternehmens verankert. Das wirst du immer wieder feststellen. Diese Werte spiegeln sich vor allem in Veranstaltungen wider, in denen wir gemeinsam das Menschsein zelebrieren. Welche Stärken und Kräfte in uns schlummern und dass das Netzwerken ganz und gar nicht kompliziert sein muss. Ich möchte dir zunächst die LavaVitae Incentives in unserem Partnernetzwerk etwas näher vorstellen. Warum diese für mich sehr wichtig sind und wie dort Personen regelmäßig über sich hinauswachsen. Sie bieten in vielerlei Hinsicht ganz tolle Wege, um die Identifikation zu stärken und der Zugehörigkeit einen sehr persönlichen Rahmen zu geben. Ich möchte vorwegschicken, dass Incentives immer auch etwas mit Teambuilding und Teambonding zu tun haben.

Bist du mit den beiden Bezeichnungen vertraut? Ersteres ist in den letzten Jahren vom Trend zu einer viel gelebten Denkweise in Unternehmen geworden. Wenn ich mich in den unterschiedlichen Branchen umsehe, initiieren viele Betriebe gezielte Maßnahmen, um Personen sozusagen zusammenzuschweißen. Sprich, aus einer Anzahl von Individuen ein Team zu gestalten, das miteinander arbeiten soll. An Projekten, Entwicklungen, Arbeitsprozessen. Für mich ist das nichts Neues. In meiner Finanzzeit habe ich schon Mitarbeiter in ein gemeinsames Tun gelotst. Die zwar schon vornherein Teil eines wertvollen Ganzen waren, jedoch erst durch Teambuilding ihr volles Potenzial erkannten. Im Idealfall greifen danach Strukturen nahtlos ineinander. Ich beschreibe das gerne als fließende Zusammenarbeit. Eine sehr spannende Erfahrung. Du kennst mittlerweile schon meinen Hang zu Büchern, die in Abständen auf meine neugierige Nase warten. Heute wie damals.

Im Zuge des Teambuilding bin ich auf den amerikanischen

Psychologen, Organisationsberater und Hochschullehrer Bruce Wayne Tuckman gestoßen. Der Professor lehrte bis zuletzt an der Ohio State University und machte in seinen Arbeiten das Teambuilding an mehreren Phasen fest. Vieles hatte ich davon umgesetzt, vieles inspiriert mich nach wie vor. Es ist einfach eine großartige Sache, diese Phasen bewusst mitzuverfolgen. Wie das jetzt funktioniert? Zunächst kommen die Teammitglieder das erste Mal zusammen. Es finden und formen sich die Gruppen. Es darf gefachsimpelt und sich kennengelernt werden. Diese Momente der ersten Stufe habe ich als spannend, zugleich auch als sehr sensibel erlebt. Es kommt sehr viel auf Vertrauen und Orientierung an. Werde ich so akzeptiert, wie ich bin? Kann und darf ich mich hier zur Gänze entfalten? Ja, am Anfang ist eine gewisse Unsicherheit mit dabei. Das ist völlig in Ordnung, gehört in gewisser Weise auch mit dazu. Denn in diesem Stadium sind die Beziehungen untereinander schlicht noch nicht klar definiert. Das Gefühl von Zugehörigkeit ist hier wichtig. Mit einem Übergang beginnt der nächste Abschnitt, den Professor Tuckman in der Originalsprache als Storming bezeichnet.

Die Dynamik einer Gruppe wird an diesem Punkt so richtig gefordert. Ich sage nur so viel: Gibt es unter den Personen dominante Köpfe, sind Rollenkonflikte eine logische Folge. Es wird nämlich versucht, das eigene Revier abzustecken. Sorgt jemand für kluge Ideen? Ordnet sich irgendwer unter? Gibt es Platzhirsche? Konfrontation passiert, ist je nach Individuen häufig auch vorprogrammiert. Wenn du verstehst, was ich meine. Diese Momente beeinflussen auch den weiteren Verlauf.

Im nächsten Schritt kann das Team zusammenwachsen und Regeln festlegen. Das sogenannte Norming passiert. Mit den verteilten Rollen wird weiterführend agiert und etwaige Aufgaben bearbeitet. Einsicht und Vereinbarung prägen dann die entstehenden Kooperationen. Das viel zitierte Wir-Gefühl entwickelt sich für die Zeit des Teambuildings und bleibt im besten Falle bestehen. Gelernt wird daraus immer, so viel kann ich dir sagen.

Du siehst, es ist bereits jetzt jede Menge Psychologie mit an Bord. Diese Prozesse sind so dermaßen spannend und es lohnt sich wirklich, diese ein wenig zu durchblicken. Der Umgang mit Menschen hat sich dadurch merklich bei mir verändert. Übrigens, für Team Aktivitäten außerhalb der Büroräumlichkeiten bietet sich etwa der Bau eines Floßes oder fahrbaren Untersatzes an. Die Teams haben dabei die Aufgabe, diese Dinge aus einfachen Utensilien herzustellen. Der Zusammenhalt zählt hierbei viel. Was ich noch feststellen konnte: Tugenden wie Problemlösung, Entscheidungsfähigkeit und Kommunikation verbesserten sich merklich. Ob ich nicht auch das Teambonding erwähnt habe? Stimmt! Beide sind natürlich eng miteinander verwoben. Der Unterschied steckt im Detail. Beim Bonding stehen Spaß und Entspannung im Vordergrund. Nicht das Lösen eines Problems mitsamt effizienter Zusammenarbeit. Oder die Vorbereitung auf derartige Aufgaben. Den Vorrang hat ausschließlich das positive Teamerleben.

Das Ziel ist es, Menschen durch besondere Erlebnisse ein Stück weit mehr zu verbinden. Wahrlich eine Bereicherung für das Klima eines Unternehmens, von der ich richtig begeistert bin. Schon die Vorbereitung sorgt für die Entwicklung eines Teamgeistes. Mit den Incentives versuchen wir bei LavaVitae, einen solchen Spirit einzufangen. Auch, um Danke an unsere Partnerinnen und Partner zu sagen. Frische Luft, die Sonne und Aktivität im Freien, vor allem an ausgesuchten Kraftorten. Zutaten, die Erfahrungen für die Erinnerung schaffen. Lass mich aber ein Incentive beschreiben, das wir vor einiger Zeit mitten in den österreichischen Bergen hatten. Es war ein Zusammentreffen in Leogang, vor einer gewaltigen Naturkulisse. Auf einem Hochplateau, einem intensiven Energieplatz für Geist und Körper.

Bis zu den Zehenspitzen waren wir motiviert, gemeinsam den Elementen entgegenzutreten. Werde ich nach diesen Tagen noch die gleiche Person sein? Fragen wie diese durften sich bei den ersten Wanderungen durch die inspirierende Landschaft gestellt werden. Denn Incentives bei LavaVitae bedeuten für mich auch immer ein Stück weit neue Erkenntnisse. Über mich selbst, über andere. Es sind Tage für den Spürsinn und der Wahrnehmung. Für mich eine kribbelnde Mischung aus Respekt, Neugierde mitsamt neuen und aufregenden Perspektiven. Einer der Leitgedanken an diesem Wochenende war eigene Grenzen zu erkennen und diese mit vollster Entschlossenheit zu sprengen. Nicht alleine, sondern mit den richtigen Menschen an der Seite. Gemeinsam sind auch noch so große Hürden mit Bravour zu meistern und Ziele zu erreichen. Wahre Größe zeigt sich erst in einem Team, davon bin ich unbeirrt überzeugt.

Aus diesem Grund steht auch der Zusammenhalt in Zentrum des Netzwerkes von LavaVitae. Vertrauen in sich selbst? Aber natürlich! Vertrauen in andere? Ohne ein solches geht es nicht! Du kennst bestimmt die Übung, bei der sich rücklings in die Hände von anderen fallen gelassen wird. Das kostet Überwindung, löst im gleichen Augenblick jedoch innere Blockaden, oft auch Ängste in Luft auf. Das stellte ich mit Erstaunen nicht nur bei mir selbst fest, sondern auch bei den tollen Menschen, die Personen aufgefangen haben. Du fragst dich jetzt vielleicht, wie das zu verstehen ist? Sie haben allesamt festgestellt, dass aus einer Gemeinsamkeit ein Sicherheitsnetz entstehen kann. Das sich wiederum maßgeblich für das Vertrauen der fallenden Person zeigt. Ist das nicht interessant? Wir haben bei den Incentives natürlich regelmäßig Experten mit an Bord, die behutsam anleiten und durch etwaige Übungen führen. Stell dir vor, wir haben zusammen auch Eisenstangen verbogen. Nur in exakter gemeinsamer Abstimmung waren die Stücke aus Metall zu bezwingen.

Das Zerbrechen eines Pfeiles durch die Spannung des eigenen Halses erforderte schließlich ein ganz besonderes Maß an Konzentration. Die Gespräche mit sich selber, ein Muss zu diesem Zeitpunkt. Ich denke heute noch an diese Tage zurück, denn die eigene Bewältigung stand vor völlig neuen Herausforderungen. Denn eine Probe sollte uns noch bevorstehen, die den eigenen Kopf nochmals so richtig forderte. Hast du dich schon einmal in einem Tanz über die Glut begeben? Manche kennen es auch unter dem Lauf über glühende Kohlen. Gewaltige Holzscheite aus dem Baustoff der Natur sorgten für einen ganz besonderen Prüfstein. „Wenn Scherben oder Glut unter den bloßen Füßen plötzlich nicht mehr schmerzen und das Unmögliche möglich wird." Ein Satz, der das Geschehen gut auf den Punkt bringt. Nicht alles kann ich schlüssig erklären, was passierte. Wachse, lebe und habe Vertrauen. Über sich hinauszuwachsen ist ein Schlüssel, der motiviert. Ein Schlüssel, der viele geschlossene Türen an diesen Tagen öffnete. Dieses Incentive veränderte Menschenleben. Das nächst mal vielleicht mit dir?

Zeit meines Lebens war ich zu einem gewissen Teil immer auch auf der Suche nach Anerkennung. Beginnend bei meinen Eltern, Geschwistern, bei meinen Freunden, mit denen ich regelmäßig meine freien Stunden verbracht hatte. Ebenso als Versicherungsvertreter oder etwas später im Finanzsektor. Menschen nehmen sich erst durch andere Menschen wahr, können ihre Leistungen vergleichen und ihr eigenes Tun dementsprechend einordnen. Anerkennung für das eigene Handeln spielt dabei eine große Rolle. Ich spreche ganz gezielt von diesem Wunsch, den wir alle ein Stück weit haben und, wenn wir uns ehrlich sind, auch nicht ohne einen solchen auskommen. Diesem Wunsch nach Anerkennung räumen wir einen ganz besonderen Platz bei uns im Unternehmen ein. Natürlich ist die faire und durchdachte Vergütung schon ein Spiegel der Bestätigung. Das Engagement bekommt dort bereits ein erstes konkretes Bild. Was ich an dieser Stelle meine, ist die soziale Bestätigung auf einer größeren Bühne. Häufig entsteht bei mir der Eindruck, dass Menschen viel zu wenig Würdigung erfahren. Wenn sie etwas Besonderes erreicht haben, oder über ihren persönlichen Schatten gesprungen sind.

Dabei muss es sich nicht immer um große Dinge handeln. Der Wert der Anerkennung soll von Herzen kommen, ernst gemeint sein und das Gegenüber bestärken. Das ist meine Ansicht, zu der ich voll und ganz stehe.

In meiner exzessiven Phase in der Wirtschaft habe ich regelmäßig erlebt, wie schnell auf Negatives geachtet wird. Lob bei positiv erledigten Aufgaben keine große Wichtigkeit bekommt. Etwaige Auszeichnungen eher Ausnahme als die Regel sind. Denn Erledigungen werden schließlich als etwas Gegebenes erwartet. Es wird erwartet, dass Dinge klappen und funktionieren. Mehr noch. In vielen Branchen vorausgesetzt. Kritik ist dabei schnell ausgeteilt. Gut und sinnvoll zu kritisieren, das können allerdings sehr viele Personen nicht adäquat umsetzen. Viele sehen allerdings nicht, dass durch ein derartiges Vorgehen etwas Markantes passieren kann. Menschen verlernen, von innen heraus stolz zu sein. Wenn sie etwas zustande gebracht haben, ihnen etwas gelingt. Weißt du, was im schlimmsten Fall geschieht? Sie werten sich selbst herab! Klingt unangenehm, oder? Habe ich jedoch so immer wieder in der Privatwirtschaft erlebt. Du kannst dir bestimmt vorstellen, wie es in einem solchen Fall mit der Motivation aussieht. Diese ist praktisch nicht mehr existent. Das hat wiederum Auswirkungen auf den eigenen Antrieb.

Die dranhängende Kette lässt sich beinahe beliebig erweitern. Nicht gesehen, oder ausschließlich bei schlechten Dingen wahrgenommen zu werden, das empfinde ich als etwas sehr Schlimmes. Der Stolz darf nicht im eigenen Kämmerchen verschwinden, wenn du verstehst. Es soll einfach in das

Bewusstsein geholt werden, dass Aufmerksamkeiten Menschen über Wasser halten können, oder eben auch für ein Absinken sorgen, wenn sie fehlen. Wie wir das bei uns nun handhaben? Erinnerst du dich noch an die LavaVitae Conventions? Kurz habe ich diese bereits erwähnt, ein klein wenig fehlt noch. Neben den Incentives ist es eine weitere Art, Danke zu sagen. Den Partnerinnen und Partnern die Sichtbarkeit zu geben, die sie sich mit Engagement erarbeitet haben. Mir war es von der ersten Convention an wichtig, nahbar mit allem zu sein. Spaß und Freude an der Sache zu haben. Und diese mit LavaVitae und allen anderen zu teilen. Um das geht es doch, oder nicht? Für mich ist das ein wichtiger Bestandteil.

Es zeigt auch, wie viele Gleichgesinnte es gibt. Das ganze Center ist voller Menschen aus dem Netzwerk und es gibt jede Menge Gelegenheiten, mit den großartigsten Köpfen und Persönlichkeiten zu plaudern. Direkt in die Gesichter dieser spannenden Personen zu blicken, einfach wunderbare Momente. In regelmäßigen Abständen werden diese Zusammentreffen in der schönen Draustadt Villach organisiert, die schon alleine einen Besuch wert ist. Die Drau ist übrigens ein Nebenfluss der Donau, der im italienischen Südtirol entspringt. Sie fließt über Osttirol nach Kärnten und weiter bis in die Steiermark nach Kroatien und Ungarn.

Du siehst, auch bei dem Austragungsort der Convention ist die Natur mitsamt dem Wasser sehr präsent. Die Wahl ist nicht zufällig. Das Center in welchem wir uns befinden, lässt traumhafte Blicke auf die Wasserstraße und die umliegende Gebirgslandschaft zu. Ich ertappe mich selbst immer wieder, dass meine Augen entlang der Brücke, den leichten Wellen und dem gleichzeitig erlebbaren Stadtleben umherwandern. Mit meiner Kaffeetasse in der Hand, ein Genuss. Ich weiß, ich gerate einmal mehr ins Schwärmen. Doch zurecht, wie ich finde. Die Atmosphäre ist so etwas Besonderes, das sie dir bestimmt in deinen Gedanken bleiben wird. Genau diese Bühne ist es, die wir für den Dank an das leidenschaftliche Tun der Menschen in unserem Netzwerk nutzen. Es sind die Welten einzelner, die sich sichtbar zu einer gemeinsamen verbinden. Einmal mehr intensive Gänsehautmomente. Tolle Partnerinnen und Partner werden dabei auf die Bildfläche geholt. Mit ganz persönlichen Geschichten, wie sie ihr Tun mit einem neuen Sinn verbinden, den sie zuvor völlig anders erlebt haben. Die ebenfalls mit Passion von den Produkten überzeugt sind und es weitererzählen. Ein neu erlangtes Lebensgefühl von Gesundheit und Vitalität inklusive. Bei dem gesamten Treffen geht es auch immer um Inspiration. Vorträge, persönliche Erlebnisse, Einblicke in Errungenschaften. Wir versuchen zu zeigen, dass echte Menschen großartige Dinge vollbringen.

Selbst spare ich bei diesen Veranstaltungen ebenfalls nicht mit dem Lob. Das steckt einfach tief in mir. Der eine oder andere ist dabei schon zu einem Vorbild vieler geworden.

Vielleicht wirst du ebenfalls eines? Das Leben könnte keine besseren Geschichten schreiben, da bin ich mir sicher. Ich kann es ehrlich gesagt kaum erwarten, die Magie der Convention wieder zu spüren. Wenn sich der Kreis schließt und alle Beteiligten einander begegnen. Das gemeinsame Tun sichtbar wird. Viele Kapitel liegen noch vor uns. Mein Kopf ist bereits dort und mit ihm meine Gedanken. Das ist meine Welt. Das lebe ich. Jeden Tag. Für den Rest meines Lebens. Die öffentliche Anerkennung ist ein gewichtiger Teil davon. Dafür kämpfe ich. Da kannst du dir sicher sein.

NACHWORT

Was ich dir noch sagen wollte

Ist dir bekannt, was das chinesische Wort Weiji bedeutet? Das mag wohl meine ungewöhnlichste Frage in diesem Buch sein. Ich sitze wieder an meinem Schreibtisch und nehme meinen Stift fest in die Hand während mir die Bezeichnung nicht aus dem Kopf möchte. Meine Gedanken mit abschließenden Worten einzukleiden, ist gerade nicht einfach. Einmal mehr vernehme ich den Begriff der Inzidenz im Radio. Wie unzählige Male davor. Vielleicht wirst du jetzt wissend mit dem Kopf nicken. Vielleicht haben dir Artikel oder Berichte aus Zeitungen alles Notwendige dazu verraten. Vielleicht bist du aber auch jemand, der mit dieser Bezeichnung gar nichts am Hut hat. Warum ich das erwähne? Mein Buch ist in einer Zeit entstanden, die unseren Globus mit all seinen Menschen vor die wohl drastischsten Herausforderungen der letzten Jahrzehnte stellte. Nicht irgendwo, sondern in jedem einzelnen Land der Erde.

Ich spreche von der größten Pandemie seit langem, von den Medien kurz Covid-19 genannt. Einem Virus, der über kleine flüssige Partikel in der Luft neue Wirte findet. Durch Husten, Niesen oder Sprechen übertragen wird. Der von leichte über mittelschwere Symptome bis hin zu folgenschweren Verläufen führen kann. Bei vielen auch zu solchen führte. Ganze Branchen standen beinahe still. Das Leben in den Städten war innerhalb kürzester Zeit nicht mehr dasselbe. Das Virus entzweite die Bewohner, brachte sie auf Distanz. Versteckte das Lächeln und die Stimme hinter Masken, um sich und andere zu schützen.

Während dem Verfassen dieser Zeilen sind Länder und

Leute bereits sehr lange Zeit davon betroffen. Monate, Jahre. Ein Thema, das national und international dominiert. Eine Pandemie, von der die Menschheit noch lange berichten wird. Deren Ursprung Raum für Spekulationen offen lässt. Mich beschäftigt dieses Geschehnis auf unterschiedlichen Ebenen. Nicht nur, dass es mich während meines Buches spürbar begleitete. Auswirkungen in meinem engsten Kreis hatte und dem ich seit Beginn mit Respekt begegnete. Ich bin nach wie vor überzeugt, dass sich dieses Ereignis merklich auf die Wirtschaft und Gesellschaft auswirken und für Änderungen sorgen wird. Zum Zeitpunkt der Entstehung dieses Buches sich bereits erste intensive Folgen abzeichneten. Etwa im Bereich des Remote Working, über dessen Vorteile ich bereits gesprochen habe.

Viele Unternehmen erkennen die Vorzüge von hybriden Arbeitsformen, legen Bedenken dahingehend ab. Gleiches gilt auch für die Online Meetings. Du kennst bestimmt auch Menschen, die mit Webcams und Mikrofone nichts zu tun haben wollen oder sich diese Art der Zusammenarbeit nicht vorstellen können. Auch das hat sich geändert. Viele Menschen setzen sich mit einer solchen Technik auseinander, die es ohne Pandemie wahrscheinlich nie vorgehabt hätten. Sie lernen neue Bereiche für sich zu schätzen. Durchaus eine gute Sache! Wir als Unternehmen erreichen wesentlich mehr Personen, als wir je für möglich gehalten hätten. Das wiederum die Vielfalt in unserem gemeinsamen Netzwerk wachsen lässt. Andere Branchen berichten hingegen über etwas, das bei LavaVitae in dieser Weise nicht vorkommt. Eine noch nie dagewesene Fluktuation von Mitarbeitern gepaart mit einer allgemeinen Unsicherheit und dem Gefühl, fremd im eigenen Betrieb zu sein. Unserer Prinzipien und Strukturen funktionieren vollkommen anders. Wir setzen auf Gemeinsamkeit anstatt Entfremdung. Persönlichkeiten kommen hinzu und werden nicht ausgetauscht. Gerade durch die Pandemie ist das Thema Gesundheit zudem noch mehr in den Köpfen gelandet. Und:

Menschen werden immer Menschen brauchen. Das wird heute, morgen und auch in Zukunft so sein.

Was das chinesische Wort Weiji nun bedeutet? Kurz zur Erklärung: Viele chinesische Hauptwörter bestehen aus zwei Schriftzeichen. Weiji heißt übersetzt „Krise" und besteht aus den beiden geschriebenen Zeichen 危 und 机. Wenn du das jetzt nicht lesen kannst, mache dir keinen Gedanken. Ich erläutere das noch ein wenig. Das erste der beiden Zeichen, also wei (危), trägt die Bedeutung „Gefahr". Ji (机) bedeutet in diesem Zusammenhang „wichtiger Zeitpunkt oder Treffen", das je nach Begleitumständen auch als „Chance" gelesen werden kann. Was genau ich damit nun meine? Entsprechend gedeutet können Krisen auch als Treffen auf günstige Gelegenheiten verstanden werden. Auch wenn die Gefahr sowohl im chinesischen Wort, als auch durch eine Pandemie Dominanz zeigt, ist trotzdem eine Chance vorhanden, Dinge anders zu machen. Entweder sich dem Scheitern hinzugeben, oder die Chance auf einen möglichen Erfolg zu wahren. Auch wenn sie vielleicht nur sehr klein erscheinen mag, sie ist dennoch vorhanden. Wenn du bis hierhin gelesen hast, weißt du, dass es in meinem Leben mehr als genug dunkle Momente gegeben hat. Auch der Virus ist und war ein solcher. Zu einem gewissen Grad sind diese Zeiten dennoch auch ein Segen, aus denen Strukturen gestärkt hervorgehen können. Das wird mir mit diesen Zeilen erst so richtig klar. Auch wenn eine Pandemie oder ähnlich dunkle Zeiten besondere Situationen darstellen, ich lade dich ein, zu einem Regisseur deines Lebens zu werden. Mit LavaVitae, mit uns, mit mir. Es ist alles vorbereitet. Du triffst die Entscheidung, ob schwierige Zeiten für dich Krise oder Chance sind. In Europa sind es bereits viele tausend Menschen, die unsere Vision täglich nach außen tragen. Sie haben dabei ihr Leben verändert, andere positiv beeinflusst, es ihnen gleich zu tun. Der Lavastein hat jedoch noch einen weiten Weg vor sich. Zu vielen ist der noch unbekannt.

Halten wir gemeinsam an der Vision fest. Spüren wir die Wirkungsweise und inspirieren andere damit. Holen wir zusammen verloren geglaubten Qualitäten zurück. Eines kann ich dir dabei mit Sicherheit mit auf den Weg geben: Egal wie du auf die Welt gekommen bist, egal was du hast, du bist und wo du dich gerade befindest. Bei LavaVitae haben alle die gleichen Chancen. Du kannst ein neuer Teil des Netzwerkes werden, dich wirtschaftlich vertiefen. Produkte selbst verwenden, zum ersten Mal probieren oder diese weiterempfehlen. Für welchen Weg du dich auch entscheidest, es ist nie zu spät. Stoßen wir also gemeinsam einen Wandel an. Für die Gesundheit unserer Familien, Freunde und Bekannten. Für uns selbst und der Gesellschaft.

Sagen wir gemeinsam Ja!